I0069343

LA
MÉDECINE NOUVELLE

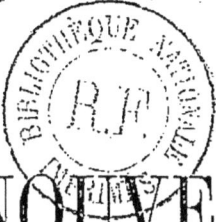

LE
NOUVEAU VITALISME

(LOIS DE LA VIE)

SES TROIS AGENTS

DYNAMODERMIE, ÉLECTROTHÉRAPIE, VIA

Étude et résumé des théories de la *Médecine Nouvelle*

PAR

Le Dr E. DUMAS

MÉDECIN EN CHEF

DIRECTEUR DE LA *MÉDECINE NOUVELLE*

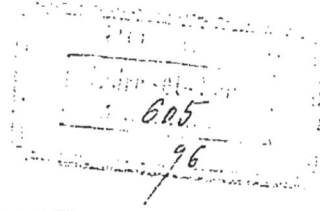

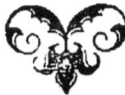

BIBLIOTHÈQUE NATIONALE R.F.

605
96

MÉDECINE NOUVELLE

19, RUE DE LISBONNE, 19

PARIS

e 63

LE
NOUVEAU VITALISME

TABLE DES MATIÈRES

PRÉSENTATION

Si jamais livre eut besoin de sympathique indulgence, c'est à coup sûr celui que j'ai l'honneur de vous présenter. La critique en sera facile ; je n'ai rien fait pour y soustraire mon œuvre. Il est cependant une chose que je revendique par-dessus tout, c'est la bonne foi qui a présidé à sa confection.

Les théories que j'ai essayé de définir sont discutées depuis des siècles ; et, si je n'ai fait aucune bibliographie vitaliste, c'est pour ne pas rééditer les mêmes données sous les formes connues. Serai-je plus heureux, plus concis, plus écouté et surtout mieux compris que mes devanciers ? C'est ce que l'avenir répondra à cette œuvre, dans laquelle j'ai mis ce que j'avais en moi de sincérité et de connaissances.

Qui que vous soyez, lecteur, ce livre doit vous intéresser dans une des questions qu'il

traite. Si ce n'est pour vous personnellement, ce sera pour un des vôtres. S'il ne s'agit pas du physique, vous y trouverez le secours moral, je l'espère ; car les deux systèmes sont indissolublement liés par ce qui rattache l'esprit à la matière, et c'est ce que je vais essayer de vous prouver dans ces pages, pour la lecture desquelles je viens solliciter votre bienveillante attention.

E. DUMAS.

INTRODUCTION

Le nombre des maladies chroniques traitées
sans résultat aucun était tellement considérable, que le besoin s'imposait de chercher en
dehors de la pharmacopée une source nouvelle
de soins.

Depuis plus de cent cinquante ans, les pratiques électrothérapeutiques et métallothérapiques ont été sollicitées par des médecins
amis du mieux, par des chercheurs, des savants,
dont la patience n'a reculé devant aucun sacrifice.

Malheureusement, la pratique médicale est
plus pressée par le besoin immédiat que par
les desiderata futurs.

Les maladies chroniques sont donc fatalement restées à l'arrière-plan de la médecine;
et ce n'est que le petit nombre des médecins
spécialistes qui s'en soit occupé.

Depuis quinze ans, la Médecine Nouvelle, re-
cueillant peu à peu, les données de cette
science, éparpillée un peu partout et diverse-
ment pratiquée, a eu pour but et pris à tâche
de la rendre utile et surtout utilisable.

Je ne parlerai que comme mémoire des
succès des plaques dynamodermiques, qui
ont conquis du premier coup la sympathie
générale en produisant des cures inespérées.

Il en est de même des applications nouvelles
de la myogénie électrique, de l'électrolyse rationnelle, de la carburation, etc. Toutes ces
pratiques ont été, grâce à nos soins, mises à la
portée de tous, c'est-à-dire que nous les avons
vulgarisées, comme emploi personnel, au point
que les malades sont leur propre médecin, employant eux-mêmes les moyens propres à leur
donner la guérison.

Nos succès ont amené tout naturellement
des contrefaçons multiples. De tous côtés les
imitateurs surgissent, glanant par-ci par-là
des bribes de la réputation de la Médecine Nouvelle. C'est la meilleure de toutes les preuves
de notre réussite. On n'imite que les choses
qui ont une réelle valeur. Et en médecine le
fait est rare.

Il y a tant de méthodes diverses, qu'on peut en créer de nouvelles tous les jours.

Si l'on copie la nôtre avec tant d'acharnement, c'est donc qu'elle est reconnue la meilleure de toutes.

L'ÊTRE ET SES SENSATIONS

Les Sensations.

L'être réellement équilibré selon les lois naturelles strictes est un sauvage. Il est donc assez rare de le trouver dans notre civilisation, laquelle a pour principal effet de cultiver les sens en les développant du côté le plus faible comme résistance. Et, en effet, la vibration vitale se fera toujours sur le point le plus affaibli, c'est-à-dire le moins résistant, amenant un entraînement progressif qui ne tardera pas à être qualifié *passion*.

En l'état, c'est ce que nous pourrions nommer *réflexes sensationnels*.

Or, si nous analysons chacune des facultés de l'être, nous trouverons la déchéance ou l'hyperesthésie comme causes aux exagérations vitales.

L'explication semble outrepasser la limite des lois admises ; mais nous devons envisager la machine humaine en tant que fonction et expliquer ses relations avec la vie extérieure.

Il est un fait certain, c'est que dans la plupart des cas l'entraînement, ou exercice sans cesse augmenté, finit par produire ce que nous nommons le surmenage. Or le surmenage est une exagération des dépenses vitales qui confine à l'hyperesthésie.

Cette hyperesthésie est la porte ouverte sur la
déchéance, sur l'état morbide.

Il s'agit de distinguer maintenant quelle est la
partie organique affectée par chaque surmenage ;
et, comme nous le disions tout à l'heure, la vibration vitale se faisant toujours sur le point le plus
affaibli de l'être, nous aurons à chercher dans les
phénomènes un indice des désordres subis et en
même temps le point d'élection de l'adynamisme.

Nous devons considérer comme dépense, ou plutôt comme prodigalité de vitalisme, tout exercice,
toute fonction soumise directement à un penchant
déterminé, à une attraction cérébrale sur laquelle
l'idée nous ramène involontairement.

La tension des lobes cérébraux vers un même
but sans qu'aucun correctif sérieux puisse l'arrêter
longtemps, la pensée rivée à une même chose, à
une même évolution, donnent infailliblement un
surmenage, dans lequel s'intéressent les points
affaiblis de la résistance vitale générale.

Les sensations, de quelque nature qu'elles soient,
ont pour effet principal et immédiat de se répercuter sur l'organe affaibli.

Il est aisé, à l'aide d'un courant électrique induit, de se rendre compte de l'effet que nous signalons.

La sensation, si le courant passe dans les membres supérieurs, se fera sentir comme une véritable défaillance, sur l'estomac ou sur tout autre
organe.

La plupart du temps, ce sont les jambes qui
faiblissent au point que le malade s'affaisserait ;
c'est une preuve de la défectuosité de la circulation, ainsi que nous le verrons dans nos applica-
cations pratiques.

Mais ce qui donne le plus sûrement des impressions pénibles, ce sont les sensations produites
sur le nerf grand sympathique par l'influence morale.

C'est bien là en effet que nous pouvons étudier
le phénomène du vitalisme, dans la plus complète de ses réactions.

Suivant les affinités et la perfection des échanges, les chocs sensitifs subissent une influence
plus ou moins vive de l'impression enregistrée.
Il faut donc tenir compte de la nature spéciale du
sujet, quant aux vibrations, qui du cerveau se ré-
percutent sur les organes.

L'équilibre parfait du vitalisme, en tant
qu'échanges et résistance, doit amener forcément une plus grande endurance de chocs et atténuer d'une façon considérable les phénomènes
sensationnels.

Par exemple, la même nouvelle donnée brusquement à des êtres différents comme résistance
vitale, produira des effets absolument opposés :
l'un s'attendrira, l'autre au contraire sera pris
d'une sorte d'excitation nerveuse, un troisième
sujet s'évanouira ; enfin il y a mille façons spéciales de décrire ce qui sera éprouvé de phénomènes pour une même cause.

Il est inutile de synthétiser les sensations ; nul

ne pourrait reconnaître de loi absolue dans ce chaos.

Les sujets répondent tous ou presque tous à l'influence du moment.

Cependant, nous avons sous les yeux des exemples saisissants de ces manifestations sensationnelles.

Ici, c'est une jeune femme qui devient subitement aveugle en apprenant que son père vient d'être frappé d'une attaque d'apoplexie.

Voilà un garçon de vingt-quatre ans qui se pend au violon, où il a été conduit par erreur. Les sergents de ville l'ont arrêté aux lieu et place d'un malfaiteur. Il eût suffi d'une explication qui eût eu lieu quelques heures plus tard.

Le pauvre garçon est tellement nerveux qu'il se désespère et en finit avec la vie.

Voici un sujet plus singulier encore : Un étudiant âgé de vingt-cinq ans est réveillé la nuit, vers trois heures du matin, par deux coups violents, frappés sur un meuble de sa chambre. Il se lève, allume sa bougie et ne voit rien d'insolite. Mais il est pris d'une sorte de poussée congestive aux tempes, avec éblouissements. Il se recouche en proie à des idées noires. Le matin, vers huit heures, il reçoit télégraphiquement la nouvelle que son père est à toute extrémité. Il court prendre le train ; et en arrivant dans sa famille, il apprend que son père est mort subitement au moment même où il était réveillé par deux coups violents sur un meuble de sa chambre, suivis pour lui d'une sorte de congestion cérébrale.

Une dame de trente six ans habitant Paris, mais dont la famille était fixée dans le Poitou, réveille son mari au milieu de la nuit et lui demande l'heure.

Le mari, impatienté par ce brusque réveil, lui répond qu'il est deux heures.

— Non, lui dit sa femme, il est au moins quatre heures, car les pompiers de tel pays ont eu le temps d'arriver chez mes parents, où l'incendie est allumé depuis deux heures du matin.

Le fait était exact; le feu avait pris dans la maison des parents de cette dame vers deux heures du matin; et, chose plus curieuse, elle avait, dans un demi-sommeil, suivi les progrès de l'incendie et savait exactement tout ce qui s'était passé à 85 lieues de Paris! Ces phénomènes, qui ont été décrits par beaucoup d'auteurs sous le nom de phénomènes de télépathie, sont assurément le résultat de certaines hyperesthésies; mais faut-il encore que le troisième agent *via*, qui chez l'être humain apporte les échanges spirituels plus particulièrement, subisse lui-même certaines influences.

Que faudrait-il pour que cette télépathie, de rare encore, devienne de jour en jour plus fréquente? Est-elle le signe certain d'un état morbide?

Non, car les sujets que nous avons examinés et qui nous ont permis ces constatations sont bien portants et bien équilibrés. Ils jouissent d'une affinité spéciale, cultivée la plupart du temps. Cette culture, cet entraînement plutôt, a commencé dans leur jeunesse et sans même qu'ils s'en doutent. Ils ont, par un effort de volonté, rapproché les distances mentalement et sont restés en communication sympathique avec ceux qui leur étaient chers. Cet entraînement a réussi à faire une sorte d'appel d'ambiance, auquel le potentiel du facteur *via* a répondu

Traiter ces questions semble vouloir entrer *de plano* dans le domaine de l'occultisme, dans ce travers qui, de nos jours encore, a conservé le nom de sortilège. Et cependant nous ne pouvons, en tant que science vitale, passer sous silence ces manifestations sensationnelles qui répondent à des faits acquis et non pas à la propre intuition ou seconde vue.

On n'invente pas une mort foudroyante ni un incendie, on ne devine pas à heure précise l'apparition d'un phénomène.

Ce n'est plus de la divination, c'est la répercussion d'un acte qui pénètre sous forme sensationnelle dans notre être, avec plus ou moins de détails, d'images, ou de points de vraisemblance.

Un malade atteint de migraines journalières vint un jour nous consulter. Entre autres particularités, il nous apprit que, depuis sa plus tendre enfance, il lui suffisait de mettre la main gauche sur ses yeux fermés et de faire une simple évocation mentale, pour voir, dans l'obscurité de ses lobes oculaires, se dessiner nettement une image quelconque ; et cela sans connaître la chose qu'il désirait voir.

Il demanda par ce procédé à voir la maison d'un ami située à 200 kilomètres de Paris ; il la vit si nettement qu'il put la dépeindre à son ami qui était présent. Il vit sa future femme qu'il ne connaissait pas encore et qu'il reconnut parfaitement quand on la lui présenta. C'était presque une amusette pour lui, de poser à sa pensée ou plutôt à son cerveau ces petits problèmes sans cesse résolus et de mieux en mieux. Nous avons guéri ses migraines et l'avons perdu de vue ; sans quoi nous pourrions lui demander quelques observations.

Cette fois encore, le magnétisme ne semble pas jouer un rôle direct dans l'éclosion de ces phénomènes ; car notre client n'avait nul besoin de préparation pour voir les images qu'il désirait. Dans la rue, il s'arrêtait un instant pour voir le portrait d'une personne avec laquelle il allait entrer en relation d'affaire. Une minute suffisait à la lui montrer, et, quand il se trouvait près de cette personne, il la connaissait très bien physiquement.

Un courtier en vin de Bordeaux âgé de cinquante-six ans vint un jour nous demander une consultation et nous apprit cette particularité, qu'en se trouvant auprès d'un client il savait de suite, à n'en pas douter, s'il ferait ou non une affaire avec lui. Il ne s'était jamais trompé.

Il nous cita deux voyages qu'il fit. Le premier, auprès d'un lord Anglais qui priait sa maison de faire passer chez lui avec des échantillons, au premier voyage à Londres que ferait un des voyageurs. Après avoir lu la lettre du lord, notre client dit : Je ne vendrai rien à cet homme, je le

sens. On envoya un autre courtier qui ne réussit
à rien ; lui-même, sollicité d'entreprendre le
voyage, ne réussit pas non plus.

Une seconde fois, un autre Anglais demandait
des échantillons de vins, il lut la lettre et dit : je
pars, ce client-là achètera tout ce que je voudrai.
Il partit et vendit des quantités inespérées de vin.

Laissons là ces trop longues énumérations de
phénomènes télépathiques, qui nous entraîneraient trop loin.

Les affinités extérieures sont d'autant plus
grandes que l'élément qui les apporte aux nerfs
sensitifs est plus abondant. La vie de relation se
trouve donc augmentée par le fait même d'une
hyperesthésie nerveuse.

Il est à remarquer que les malades éprouvent
le plus souvent une grande acuité de l'ouie ou de
l'odorat. Les odeurs les plus légères qui passent
inaperçues pour leur entourage ont le don d'exaspérer leur sens olfactif et de les gêner considéra-
blement. Ces symptômes, généralement inexpliqués, passent inaperçus. Et cependant ils sont la
corroboration la plus certaine de l'excès de vitalisme luttant contre le mal ; en effet, le potentiel
de la résistance, se trouvant parfois décuplé,
apporte à tous les sens une suractivité qui produit elle-même ces symptômes.

Il en est de même de l'acuité de l'oreille.

Beaucoup de médecins donnent souvent leur
avis à voix basse, pensant que le malade n'en-
tendra pas ce qu'il confie à son entourage. Quelle
erreur ! mais nous avons vu certains sourds qui

recouvraient, à ces moments, la plénitude de l'ouïe et qui eussent entendu une mouche voler, par suite de l'hyperexcitabilité du système nerveux.

Hâtons-nous de dire bien vite que les arrêts des médecins, pour si terribles qu'ils soient, n'ont pas toujours été suivis d'exécution. Et c'est encore une preuve, et non des moindres, que la résistance vitale n'est pas connue d'eux.

De même qu'ils affirment la guérison au moment où le malade meurt, de même il leur arrive de croire à sa fin quand il se guérit. Il ne leur manque pour juger sainement que de connaître l'état exact des échanges vitaux.

Peu à peu, cette science se répandant, ils seront bons prophètes. En attendant, nous allons continuer à essayer de débrouiller l'écheveau emmêlé des sensations.

D'après ce qui précède, il ne faudrait pas croire que l'acuité sensationnelle est due strictement à un état maladif. Non, les affinités avec l'extérieur sont soumises à des degrés évolutoires.

Il y a dans l'être une foule de neutralisations prouvant une sélection dans l'atavisme humain, si nous pouvons expliquer ainsi la métamorphose, suivant les besoins qui se produisent dans nos facultés organiques.

Et, à ce propos, il est bon de remonter aux sources mêmes de cet atavisme pour en comprendre les évolutions.

Loin de vouloir entrer dans les idées de Darwin, pas plus que je ne voudrais les combattre de front,

il est urgent de convenir que l'espèce humaine
s'améliore suivant l'entraînement qu'elle subit et
aussi dans le sens où il se produit. Si nous comparons simplement les hommes du xviiie siècle
avec ceux du xixe, nous trouverons une modification absolue par atavisme dans les trois générations qui ont suivi. Est-ce en mieux ? diront les
philosophes.

Peut-être : tout mouvement a des chocs ou des
heurts possibles ; et, si nous analysons les conséquences seules de cette évolution, elles nous attes-
tent le progrès. Quant à l'amélioration morale,
peut-être n'est-elle pas encore venue.

Mais il est assurément à constater une plus
grande prolixité d'immatérialité mise au service
de l'idéal positif. Les sciences, les lettres, les
arts et l'industrie ont acquis une plus-value sérieuse.

Dans cette débauche de conceptions cérébrales,
il y a eu fatalement un déséquilibre quelconque.
Il ne nous appartient pas de le juger en tant que
médecin. Cependant nous sommes bien dans la
direction progressiste, et, si nous bifurquons un
peu, tout prouve que nous saurons rentrer tôt ou
tard sur la ligne directe. L'enfant qui sera un jour
un grand peintre ne commence-t-il pas par dessiner d'informes esquisses, presque toujours
outrées quant aux proportions ?

Un peu de patience : l'évolution qui a pu dépasser
les bornes frontières de l'exactitude finira par
arrondir les angles saillants et ramènera d'elle-
même l'équilibre des formes. Qu'y a-t-il de sur-

prenant à ce que l'évolution si prompte ait jeté le désarroi dans notre économie vitale ?

Nos aïeuls ne vivaient point notre vie.

Ils n'avaient ni les mêmes soucis ni les mêmes aspirations.

Nés pour la bataille ou la culture, pour l'étude ou pour le travail manuel, ils se levaient à l'aube et s'endormaient avec la chute du jour.

Leurs mouvements étaient pondérés, et la fatigue du muscle répondait aux besoins stricts, sans autant de fatigue nerveuse que de nos jours.

Et en effet, actuellement, la vie à outrance et toute la rapidité des moyens et des besoins mettent à contribution les organes les plus fragiles comme les plus résistants. Le cerveau et la moelle surtout sont excédés par ces labeurs qui confinent au surmenage. Tout cela sans parler des efforts inutiles et des intoxications journalières.

L'analyse de notre vie en général demanderait plusieurs volumes. La barbarie des temps féodaux est remplacée par une sorte de raffinement de tortures morales. Les affaires, les soucis, les plaisirs, tout enfin apporte au vitalisme des appoints spéciaux de fatigue, des contingents d'excès, qui amènent l'hyperesthésie. Suivez l'évolution de ces excès, de ces fatigues, et vous arriverez rapidement à comprendre l'affaiblissement dynamique de la race, puis le retentissement sur les êtres issus de cette époque.

L'Amérique nous en donne un exemple frappant. Elle est rongée par la dégénération nerveuse. On y vit encore plus nerveusement que chez nous.

Le brouhaha des affaires y est décuplé ; quant aux mœurs, je n'entreprendrai pas de les définir.

Il faut avoir étudié ce grand pays et y avoir vécu pour s'en faire une idée. Le divorce y règne en maître ; les sentiments y sont émoussés, et l'intérêt pécuniaire est le moteur de tous les actes. Le temps est le capital ; quant à la sentimentalité, elle est en baisse de soixante pour cent sur celle des pays latins, où elle a déjà une véritable moins-value.

L'équilibre des potentiels vitaux ne tarde pas à se rompre sous ces influences d'excitation et de dépense ; les échanges sont mis à contribution pour la répartition des forces et pour suppléer à la résistance. Cela dure douze ou quinze ans dans les meilleurs cas, puis le surmenage éclate, les organes s'affaiblissent, les nerfs surtout ; de là ces besoins immédiats d'intervention médicale. Et il est à noter que l'Amérique est le pays où les médecins sont le plus consultés pour des cas indécis autant que pour les maladies.

Et, en effet, aucun organe n'est sérieusement atteint, et tous souffrent. C'est l'estomac qui généralement est proposé comme cause. Les maladies de l'organe digestif sont donc la plupart du temps le retentissement forcé d'une sorte de dépression du système nerveux. Combien de cabinets médicaux, spécialement affectés aux soins des maladies de l'estomac, ont fait de grosses fortunes à traiter sans jamais les guérir les maladies imaginaires agissant comme un reflexe douloureux du système nerveux sur *messer gaster* ?

En réalité, et pour nous servir d'une comparaison, c'est comme si l'on voulait se suicider en se visant dans un miroir avec un revolver. On ne trouerait que la glace. Or l'estomac, n'éprouvant qu'une sorte de reflet douloureux d'un rayonnement morbide des plexus, le tout dû à une fatigue, tout ce qu'on pourra faire dans ce cas contribuera à excéder localement l'organe visé et bourré de drogues.

C'est ainsi qu'en Amérique les bromures sont mis en coupe réglée par la chimie pharmaceutique, qui fabrique des bromines, des bromidiats des tribromures et des potions bromurées dont seules les étiquettes des flacons changent avec la marque de fabrique conservant la fameuse *Patent* des *business*.

Mais ce n'est pas tout : la morphine y étale aussi son arsenal insidieux et perfide.

Son commerce clandestin se chiffre par millions de dollars. L'alcoolisme a pour grands prêtres les officines où chacun va, le dimanche, chercher le Wisky calmant, alors que les débits sont fermés. Le pharmacien américain vit de tous les abus, exploite toutes les déchéances et toutes les passions que la neurasthénie engendre fatalement par suite même de l'affaiblissement physique et intellectuel.

J'ai pris l'Amérique comme point de *comparaison*, non pas qu'il entre dans mes vues de critiquer son grand peuple si travailleur et si foncièrement loyal et droit, comme terme moyen et aussi pour servir à l'établissement du grand principe des équilibres vitaux et de leur rupture.

Combien de malades offrent, chez nous, des particularités à peu près semblables?

Le nombre en est grand, et nous en trouvons la preuve dans tous les traitements qui se sont succédé depuis trente ans seulement. L'estomac a fourni matière à cent volumes de traitements.

Les digressions n'ont pas tari. Les uns ont parlé de dilatation et de régime sec, les autres de régime lacté, d'autres de purgations quotidiennes. On est allé jusqu'à laver l'organe en l'écrasant sous le poids de l'eau pendant trente minutes chaque jour. Dans un autre ordre d'idées, on a agi sur les nerfs gastriques en donnant de la strychnine sous forme de noix vomique et de gouttes amères de Baumé, afin d'augmenter les contractions organiques de l'estomac. C'est exactement comme si l'on remplaçait la nourriture d'un cheval de trait par des coups de fouet.

Il s'ensuivit toujours, on peut le dire, une recrudescence des effets. Les pauvres malades, mieux un jour, se trouvaient affaiblis de plus en plus.

Soigner la fatigue par une autre plus grande n'est certainement pas un traitement rationnel.

Mais revenons maintenant aux sensations. Elles vibrent plus ou moins, suivant le degré d'hyperesthésie de l'être; mais elles sont assurément le meilleur de tous les points de repère du diagnostic de la vitalité, en tant que renseignement sur la sensibilité des plexus.

Les sensations sont de deux sortes et se composent: 1° des effets instantanés; 2° des impressions effectives après action déterminée par le choc cérébral.

Ainsi, par exemple, une nouvelle funeste apprise et donnant lieu séance tenante à une syncope, produit l'effet instantané.

Mais, si au contraire la nouvelle funeste donne lieu immédiatement à une excitation suivie de démarches immédiates, après lesquelles survient l'anéantissement complet des forces, de l'énergie et même de l'intellect, nous donnons à cette phase le nom de sensations ultérieures.

Pour bien comprendre cette différence entre les deux effets sensitifs, examinons les deux cas suivants:

Un incendie éclate dans une maison habitée par une personne ayant un enfant. L'enfant est au premier étage et la grande personne au rez-de-chaussée. L'enfant crie, et la personne, qui entend les cris de terreur de l'enfant, court l'arracher au danger, le descend, le place en lieu sûr, puis est prise immédiatement de tous les troubles de l'émotion : tremblement des membres, anéantissement, demi-syncope, etc. Tel est le second effet, celui que nous qualifierons de sensation ultérieure. _

Mais au contraire, à la première idée du danger que court l'enfant, si la grande personne est foudroyée par une syncope et reste inerte, c'est le premier cas, celui que nous nommons effet instantané, qui s'est produit.

Il est bien certain que ce second effet est le paroxysme de l'hyperesthésie vitale; car l'effet peut être instantané sans produire une syncope, mais seulement une émotion qui agira comme une pseudo-paralysie.

Ces phénomènes, qui jusqu'à ce jour n'ont pas été décrits comme symptomatiques des troubles vitaux en général, sont de la plus grande utilité en ce qui concerne notre méthode.

Nous verrons plus tard quelle est l'influence du potentiel des échanges vitaux sur la production de ces phénomènes et ce que leur intensité plus ou moins grande nous indique.

L'exemple que nous avons pris entre cent cas différents pouvant amener les effets sensitifs ne peut donner qu'une vague idée de ces phénomènes que nous retrouverons expliqués par des états spéciaux, comme aussi par des causes multiples.

On peut en tout cas donner le nom de sensations et classer sous cette qualification tous les phénomènes produits par la sentimentalité, par la passion par l'exaspération des désirs ou par leur réalisation brutale, etc.

Tout ce qui peut avoir une influence morale ou plutôt intellectuelle, réagit sur l'humain. C'est donc un des principaux sujets de notre base théorique et la preuve évidente que dans le potentiel vital le composé ou facteur *via* est bien propre à notre espèce, puisque chez l'animal la sensation se manifeste seulement par la peur et par la rupture d'une accoutumance.

C'est ainsi que l'animal tremble de peur et que beaucoup d'espèces, telles que la race canine et certains individus de la race chevaline, regrettent leur maître ou cessent de manger quand on leur enlève leur compagnon de chenil ou d'écurie.

Ces exceptions ne sont pas du domaine de l'influx *via*, mais de simples manifestations d'accoutumance.

Chez l'humain, au contraire, les effets constatés sont irrévocablement liés à ce facteur. Il est indiscutable que le sommeil nerveux, que l'anesthésie générale ou locale des plexus puissent être employés sur les animaux ; mais ce ne sera que par action toxique ou par fatigue nerveuse ; et cette dernière est encore sujette à éliminations nombreuses.

Nous allons étudier le premier des sentiments qui se manifeste chez l'être : *le raisonnement*. Le raisonnement naît d'une part de la curiosité et de l'autre des besoins matériels.

Les besoins matériels semblent en effet ouvrir la marche de cette coordination des idées.

Le premier cri, le vagissement, est un signal, un appel. L'enfant désire manger. Plus tard, il éprouve le besoin d'être propre et crie pour réclamer du linge ; il se sent mieux quand il a été changé.

Est-il dans un milieu aisé, il raffine ses exigences. Dans un milieu gêné et même besoigneux il sera moins exigeant ; mais aussi ses facultés intellectuelles s'en ressentiront. Bien soigné, c'est-à-dire entouré d'amour, de soins, de sympathique et tendre sollicitude, l'évolution sera et plus prompte et plus complète. Les affinités plus grandes donneront aux sens un développement plus rapide et plus parfait.

Le raisonnement naîtra d'un refus : cent fois déjà, avant de raisonner, l'enfant aura subi la volonté maternelle comme un animal qu'on pousse à droite alors qu'il veut aller à gauche ; puis, tout d'un coup, le raisonnement embryonnaire viendra d'éclore, et le petit être se demandera pour quelle cause on lui refuse ce qu'il désire.

Le raisonnement débutant ainsi, les déductions se présenteront, puis l'opinion commencera à germer dans le cerveau de nouvelle formation. L'évolution mettra des années à se faire, mais en s'affermissant de jour en jour, au fur et à mesure de la consistance organique. L'évolution sera complète de quatre à cinq ans ; avec cette restriction, toutefois, que la mémoire ne sera qu'imparfaitement meublée, n'étant pas encore complètement fournie de ses millions d'images.

Les cellules qui composent cette faculté de mémoire nous semblent rattachées, quant à la vie, au tiers facteur *via*. Et cela tout particulièrement parce qu'elles évoquent des images et des traits spéciaux que l'accoutumance multiplie.

Un homme qui habitait le Valais, en Suisse, était muet, aveugle et sourd ; il était âgé de quarante-cinq ans quand nous l'avons connu, nous présentant les symptômes suivants : hyperexcitabilité, gestes, fréquents pour la moindre des choses ; cependant cet homme qui ne voyait ni n'entendait avait un cri qu'il modulait selon les impressions ressenties. Tantôt il était doux et tantôt rauque et guttural, ou encore aigu comme un sifflet de locomotive. Il s'émotionnait cependant quand son garde-malade, qui ne le quittait jamais, lui indiquait la présence d'un étranger ou d'un ami, dans sa chambre. Il s'était établi entre les deux hommes et par la sympathie de l'habitude, une sorte de télégraphie privée dont nous avons pu reconnaître le génie. En lui touchant certaines parties du corps, le garde-malade faisait comprendre au déshérité ce qu'il voulait. Ils tenaient même de véritables conversations tous deux.

Et, fait curieux, ce fut le père défunt qui avait organisé tout cela avant de mourir, et qui avait indiqué au premier garde les attouchements télégraphiques à exercer sur son fils, pour converser avec lui. Depuis, les gardes s'étaient succédé et chacun d'eux avait augmenté le nombre des conversations tactiles.

On lui parlait de son père en mettant une fois la main au niveau de la pointe du cœur ; de son premier garde en appuyant deux fois sur cette région.

Il serait long d'énumérer ce système de conversation ; mais il était aisément constatable que ce sourd muet et aveugle, vivait parfaitement sous les mêmes influences que les êtres favorisés de la plénitude de leurs sens.

Il y a donc assurément une sorte d'évolution par entraînement, par exercice, dans la perfection du jeu général des organes et du cerveau.

L'homme qui a manqué de pâture intellectuelle, d'entraînement moral, d'exercice de mémoire, restera donc plus particulièrement soumis aux deux agents ou facteurs du potentiel biogénique ; tandis

que celui qui aura subi une culture quelconque
répondra plus sensiblement au facteur via. Le
fait nous semble certain. Toutefois, la manifestations spontanée de ce tiers agent apparaît souvent
dans des cas spéciaux à décision prompte. L'héroïsme, l'abnégation, le mépris de la vie ou celui
du mal, peuvent en faire surgir la brusque apparition.

La haine, l'amour, la pitié, qui n'est qu'une
manifestation d'un excès de dynamisme raisonné,
sont toutes éclosions et manifestations qu'il
nous importe de connaître.

L'équilibre mental a toujours été considéré
comme une preuve de la matérialité de l'être. Certains savants prétendent que l'âme n'existe pas
parce que les fous n'ont plus de raisonnement.

Partir de là pour en arriver à la consécration de
la matérialité et à la négation de l'âme, c'est-à-
dire de ce que nous nommons forcément le tiers
facteur *via*, ce serait affirmer qu'un rosier ne peut
pas produire de roses, parce qu'après l'avoir examiné pendant trois mois d'hiver, on n'en aurait
pas vu surgir une seule sur ses tiges dénudées.

Le sommeil de la compréhension, celui de l'assimilation ou de la conception des faits, ne saurait
en rien être l'auxiliaire de cette doctrine.

Tout, au contraire, nous révèle l'admirable
flamme qui fait vibrer sensationnellement les
particules les plus restreintes de notre système
nerveux par la seule image qui se présente à
notre cerveau.

Les convictions sont aussi sincères dans l'affir-

mative que dans la négative; ceux qui croient
sont tout aussi sûrs que ceux qui nient; nous
voulons bien l'admettre. Mais ce que nous ne
pouvons nous refuser à croire, c'est que chez
les plus forcenés de la négative, il se dresse un
point d'interrogation terrible, à un moment donné
de cette courte existence.

Nous en avons eu trop de preuves, dans ce siècle
surtout, pour ne pas avoir une opinion sincère à
ce sujet.

Nous n'avons pas à faire de profession de foi
ni à prendre de parti déterminé; mais il nous faut
bien sanctionner le fait inévitable de cette puissance qui domine l'humaine nature dans ses travers comme dans sa ligne droite, excitant, tantôt
exaspérant quand elle ne maintient pas l'équilibre, soit le sentiment exact, soit la passion
excessive avec ses débordements et ses exaltations.

Car nous stigmatisons au même degré par
exemple, le père Goriot de Balzac avec un père
dénaturé qui manquerait à tous ses devoirs. Peu
importe la culpabilité pour nous, médecins vitalistes, qui mesurons les hyperesthésies et les déséquilibres, elle n'a pas de degré. C'est aux juges
qu'il appartient de définir et de déterminer les
dommages en en évaluant la réparation.

Nous serions à coup sûr de mauvais jurés d'as-
sises; car il nous serait impossible de déclarer un
être coupable sans nous être assurés au préalable
qu'il n'est pas déséquilibré; et, comme tout acte
répréhensible constitue à nos yeux la preuve

d'une hyperesthésie, il faudrait plaider contre
cette preuve manifeste, ce qui ne serait pas chose
commode pour les avocats généraux.

Disculpons-nous encore une fois en affirmant
que notre but n'est point de refaire les codes ni
même de nous mêler de législation.

L'étude des êtres donne cours à ces théories
dont la société fera ce qu'elle jugera à propos ;
cependant, nous ne pouvons, malgré les usages
en cours et les lois en vigueur, réprimer ce cri de
vérité : que tout coupable est un déséquilibré ; à
moins qu'il n'appartienne à cette race néfaste que
les anciens nommaient les apôtres du mal ! Auquel
cas, pensons-nous, le droit social consiste à
envoyer ces maudits vivre loin de la patrie commune où règnent les sentiments et la civilisation
même parmi les équilibres instables.

L'ambiance vitale, le milieu d'action, exercent
sur l'être la plus grande de toutes les influences,
s'il n'a pas toutefois une réserve morale, un appui
spécial où il retrempe ses convictions et trouve
une force susceptible de lui permettre la lutte
contre les tendances et les impulsions du vitalisme
et du contage.

Le vieux dicton : *l'habitude est une seconde
nature*, vient corroborer notre aphorisme ; et il
est plus aisé de vaincre la nature que de triompher
de l'habitude.

L'habitude n'est elle-même, qu'une victoire sur
la nature. Elle a coûté un effort, quelle qu'elle soit !

La lutte devient d'autant plus acharnée que le
raisonnement s'en mêle.

Combien de braves gens ont succombé au raisonnement !

Un pauvre diable de caissier d'une grande maison de banque, à Nice, fut en butte aux sollicitations d'un de ses amis qui lui démontra par A plus B qu'il avait trouvé, innové plutôt, une combinaison de roulette, pour gagner infailliblement à Monaco.

Le brave homme écouta, puis sourit, incrédule ; son ami ne se tint pas pour battu, et cent fois, sous différents prétextes, vint le retrouver pour l'assaillir de propositions. De guerre lasse, une première tentative eut lieu, qui fut malheureuse ; le pauvre caissier, qui avait puisé dans la caisse de sa banque, ne vivait plus. Il dut se faire violence, espérant, comme son complice, une meilleure chance le lendemain, pour réintégrer sa maison.

Hélas ! en quelques jours la perte s'accrut au point qu'il devint fou. La justice n'eut plus qu'à le faire interner.

Cet homme avait vingt-huit ans de droiture et d'honneur à son actif. Les juges eussent eu pitié de lui. Sa raison a sombré dans le naufrage de son honneur.

Question de milieu, d'autres diront de suggestion. La suggestion n'est-elle pas dans ce cas un des facteurs du grand pouvoir sympathique, déterminant les opinions, les pensées, les entraînements et ayant pour réflexes directs l'héroïsme ou l'infamie ?

Imagination.

Ce sont assurément les êtres les plus près de la perfection, malgré le déséquilibre absolu des deux forces : physique et morale, que les imaginatifs présentent. L'imagination est la grande pourvoyante de la civilisation, mais elle est aussi un des facteurs de sa déchéance. C'est pour ce motif que nous voudrions insister sur son évolution, à partir de l'enfance, pour la suivre jusqu'à son déclin, chez le vieillard.

Que de discussions vont naître au sujet de cette hypothèse ! Les imaginatifs sont des excités chez lesquels un délire latent est entretenu par un excès de potentiel et plus particulièrement par le facteur *via*.

Nous devons à ces hyperesthésiés trop d'œuvres magistrales, trop de chefs-d'œuvre et de saines doctrines, pour ne pas leur tenir compte des maux qu'il nous ont causés.

Pourtant ce sont eux qui, la plupart du temps, ont jeté des idées perverses dans des cerveaux compilateurs et chez des sujets propres à l'action.

L'énergie de l'impulsion morale déterminée par l'imaginatif est telle, qu'elle germera fatalement chez d'autres, et ce sera toujours, malheureusement, chez des inférieurs qui démarqueront l'œuvre et ne conserveront que l'idée tronquée et amoindrie dans sa genèse.

O les continuateurs ! Et aussi les disciples !

Que deviennent les géniales pensées après des siècles de censure et de modifications ?

Les religions en bloc nous en fournissent les preuves matérielles. Mais ne nous attardons pas à ces constatations, qui nous entraîneraient trop loin et hors du cadre que nous nous sommes tracé.

Le point de départ de toutes les manifestations imaginatives est constitué par l'excès du facteur *via*, aux dépens de la résistance et aux dépens des échanges vitaux.

Ils meurent jeunes, les imaginatifs qui ne sont pas doublés de la faculté de production manuelle ; et si, par hasard, on constate quelques cas exceptionnels, on peut être persuadé qu'il y avait chez ces êtres privilégiés une faculté toute spéciale due à un atavisme et dont ils ont été eux-mêmes le point culminant.

Leur progéniture sera fatalement en décroissance rapide, car ils ont présenté le type caractéristique de la perfection qui marque l'arrêt de la sélection humaine.

L'hyperesthésie des lobes du cerveau confine soit au génie, soit à la folie ; ces deux états ne sont pas aussi sensiblement différents qu'on pourrait le croire ; il suffit le plus souvent d'une heure de congestion pour amener ce cataclysme de la mentalité chez les mieux doués, chez ceux, surtout, qui confinent au génie.

L'imagination est donc constituée par un développement, par une acuité spéciale où l'organe n'est pour rien.

Il est temps de réagir contre cette idée que le cerveau constitue ses fonctions propres et que c'est à une plus ou moins grande quantité de matériaux qu'il reste soumis.

L'examen même microscopique ne saurait différencier le cerveau d'un penseur de celui d'un manouvrier. Et cependant l'un avait des aptitudes que l'autre n'avait pas.

Devant nos yeux, l'expérience fut tentée en 1889, dans un grand hôpital, où deux vieillards étaient morts, l'un poète, l'autre ouvrier en métaux.

Le médecin qui étudia les deux cerveaux n'hésita pas; il se méprit de suite, prenant le cerveau du poète pour celui de l'ouvrier.

Le cerveau de Bichat ne présentait-il pas cette extraordinaire anomalie : un seul lobe normal et l'autre absolument atrophié et momifié ? Nous pourrions citer des centaines de ces faits observés sur de véritables génies.

Non, l'organe en lui-même ne peut trouver les éléments moteurs ni le dynamisme d'impulsion, ni celui de continuité sans les vibrations de la lumière, sans le miroir des images, sans, en un mot, ce qui constitue la sensation proprement dite, qui est l'action produite par les trois facteurs de la vitalité.

Avons-nous le droit de parler d'équilibre vital quand tous les phénomènes observés philosophiquement ne nous donnent pour résultat que des déséquilibres constants ?

C'est là notre écueil, et c'est celui auquel nous aboutissons tous, auteurs et praticiens.

L'étude de l'humaine nature sera toujours un composé de théories dont chacune aura des approbateurs et des contradicteurs, suivant que chacune de ces théories généralisera une sorte d'êtres.

Il faudrait pouvoir écrire pour mille sujets différents afin de se faire une spécialité des différentes opinions ; alors ce ne serait plus une étude, mais bien une série de collectivités. C'est pourtant en cela que se résume tout ce qui tient à notre espèce.

Et c'est en voulant généraliser les lois physiques et morales de l'être que toutes les méthodes ont périclité.

Il ne peut y avoir de panacée ; ce qui est un médicament héroïque pour dix êtres devient un poison pour cent autres.

Il n'y a pas de maladies, il n'y a que des malades. Les symptômes sont les mêmes pour toutes les affections ; il n'y a qu'un symptôme unique et qui appartienne aux deux hémisphères, c'est la mort !

Il n'existe pas non plus deux cerveaux identiques, ayant les mêmes impressions, les mêmes opinions, les mêmes pensées. Mais il y a des êtres vivant sous une impression commune, qui se modifie par les échanges communs, par l'unique phénomène de sympathie, d'attraction, d'affinités vitales !

Et c'est là que gît l'essence même de la vie ; c'est là le seul foyer du vitalisme qu'il soit possible d'alimenter ou d'éteindre, suivant la pratique des lois rationnelles.

Je ne voudrais pas nier absolument les influences étrangères, tout en les considérant comme de piètres ressources dans la plupart des cas.

Mais n'est-il pas certain que tel remède ordonné par un médecin antipathique n'a pas obtenu les mêmes résultats chez le même malade que ce remède conseillé par un médecin sympathique ?

Les faits le prouvent ; et, si la science des deux médecins est la même, leur pouvoir curatif est loin de s'équilibrer !

Il ne faut pas non plus tomber dans le domaine de la suggestion ; si grand soit-il, ses limites existent, et le procès en serait facile. La suggestion n'est qu'une impulsion sans durée, même chez les êtres les plus soumis à ses lois. On revient de la suggestion comme d'une erreur ; et c'est un à-coup à la vitalité qui reste de cette phase passive.

Dans la spontanéité des éclosions sensationnelles, au contraire, il se produit un dédoublement de vitalité. Voyez l'amour. Est-ce l'éclosion de toutes les facultés engourdies ou bien le jet immédiat et soudain par un réveil spécial des forces vitales de l'être tout entier ? Devant cette sensation merveilleuse tout s'éclaire, tout s'anime et prend une couleur. L'effet peut se comparer à celui d'un rayon de soleil dans le chaos des ténèbres, avec, pour effet principal, une transformation des objets, un adoucissement des formes et une exaltation des espaces.

Tout cela, selon le milieu, selon le degré sensationnel où l'action dynamique se manifeste.

Chez tel sujet, c'est une hyperesthésie incompa-

rable ; chez un autre, c'est une sensation merveilleuse de calme heureux. Là, dans ce cerveau
surmené, c'est un déséquilibre farouche, avec
exacerbation des sentiments connexes : la jalousie
ou la joie exubérante donnant lieu à une foule
d'impulsions. L'amour mystique, l'amour ombra-
geux, l'amour fanatique, l'amour éclatant en vanité,
en désir de se produire, de se faire connaître à
tous. Amour impudique, folie d'expansion, folie
inverse de la jalousie! Et tout cela est aussi de
l'amour !

Le malheureux qui tue est aussi amoureux que
celui qui caresse. L'outrance est un déséquilibre ; le
sentiment pondéré ne peut émaner que de l'être
pondéré lui-même.

Nous devons à cette cruelle étude des sensations de nous étendre sur les causes parce qu'elles
sont essentiellement du domaine vital, avec leur
corollaire certain de déséquilibre, et que par cela
même elles relèvent de notre science et constituent
les phénomènes appelant l'intervention de nos
moyens.

L'amour comme l'amitié, comme la sympathie,
est un sentiment au service duquel une immense
partie de vitalité se trouve dépensée, tout en ne
modifiant l'être qu'au point de vue d'une sélection
plus parfaite, alors seulement que cet amour n'est
pas le résultat d'une hyperesthésie, d'un déséquilibre vital.

Dans ce cas, l'amour serait assez comparable à
la haine, mauvaise conseillère et d'une durée généralement restreinte.

L'amour violent et la haine ont un paroxysme terrible et fatal, sans longue durée!

Nous ne pouvons être en communion d'idée avec la plupart des psychologues modernes ; nous ne pouvons admettre le coup de foudre de l'amour de la passion, comme une étincelle suffisante à l'alimentation continue d'un foyer.

L'impulsion spontanée évince tout sentiment durable.

L'homme se jette à l'eau, risquant sa vie pour arracher son semblable à la mort ; mais il ne lui ferait pas l'aumône d'un mois de sa liberté.

La possession d'un être désiré violemment doit infailliblement amener le sentiment contraire à un moment donné.

Plus il y a de violence dans le désir, et plus il se manifeste de déséquilibre dans la force initiale qui le suggère !

L'amour qui naît lentement des échanges, des impressions, trouvant impulsion et réception, sympathie et passivité, est donc basé sur la véritable loi des affinités vitales et par conséquent durable.

C'est ce sentiment qui, sans exciter aucun déséquilibre, doit infailliblement mettre à l'égal degré d'hyperesthésie toutes les facultés de l'être, et augmenter toutes les sensibilités sans en déranger l'harmonie générale. Cette transformation de l'être par l'accomplissement de la grande fonction sympathique est, de toutes celles que nous subissons, la plus absolument sérieuse. Et, s'il est une religion pratique, c'est celle qui consiste à mettre

cette loi en lumière en prêchant l'amour sain,
l'amour complet, qui retrempe et vivifie l'être de
toutes les forces des influences générales qui concourent aux échanges propres à sa vitalité et à l'entretien de cette vitalité.

La plupart des maladies chroniques, et surtout
à notre époque, font une telle corrélation avec
les sensations sentimentales, que nous ne pouvons
nous empêcher d'établir un rapprochement entre
les effets et les causes.

Quand la déception fatale se produit dans
l'être, rompant avec les affinités vitales extérieures l'équilibre général, niera l'âme qui voudra;
il n'est pas un médecin de la matérialité qui puisse
triompher des troubles physiques qui se présenteront en foule.

Ce n'est cependant pas l'organisme qui sera la
cause de ce désarroi. Passifs aux troubles sensationnels, les organes subiront la dépression
vitale; et l'appel direct qui leur sera fait consti-
tuera la fatigue du surmenage, greffant ainsi une
morbidité sur un affaiblissement.

La grande loi des échanges vitaux se trouve
immédiatement ompromise par la souffrance
morale. On ne meurt pas de chagrin, mais bien du
déséquilibre général qu'il entraîne avec lui.

Le réveil des cellules stupéfiées par la douleur
morale ne peut s'opérer que par l'élément qui leur
a été spontanément enlevé. Si déprimée que soit
la faculté réceptive, elle recouvrera ses forces si
l'ensemble des cellules vivaces est mis en jeu dans
ce but.

C'est moins un élément de substitution qu'un
élément de pondération, de calme, qu'il faut apporter à la vitalité générale dans ce cas. Les centres
affectifs subissent une modification telle dans les
douleurs sensationnelles, qu'il faut recourir à
l'augmentation du dynamisme général pour parvenir jusqu'à eux.

Comment n'accuse-t-on jamais ces causes morales, pourtant si impérieusement accusatrices ?
C'est que les effets en sont tardifs, que les phénomènes revêtent une forme très diverse et que
nul n'a jamais songé à se rendre à l'évidence. On
a scruté les antécédents morbides, la parenté,
l'hérédité sous toutes ses formes, sans s'arrêter
aux angoisses subies, aux défaillances supportées,
au deuil des âmes !

Est-il matériellement possible de remédier à
ces causes, si quintessenciées, de l'humaine
nature ? La religion, cette manne de la pensée,
ce viatique de l'intellect, n'est-elle pas l'unique
ressource des désolés, des affligés, des déçus de
la vie?

A défaut d'autres forces convenables, les trésors
de la consolation qui donnent une sorte de rési-
gnation à l'âme, n'en sont pas moins des agents
lénitifs sans augmentation de la vitalité.

Ce qui convient, ce n'est pas d'obtenir le calme
de la douleur, mais triompher de l'inertie vitale en
réveillant les affinités réparatrices.

Et c'est la première de toutes les questions qui
se posent devant une douleur profonde. La sensation immédiate est terrible, mais la réaction qui

manque est plus terrible encore. Soumettre un
cas de sentimentalité aux discours, aux discussions
même, ne pourra pas obtenir davantage qu'une
fatigue qui confinera au sommeil, à la léthargie
des lobes cérébraux en jeu !

C'est cette partie flagrante du vitalisme humain
qui fut toujours délaissée par la science, qu'il
convient de mettre au grand jour de l'étude du
vitalisme. Il ne saurait pas être question de suggestion dans ce cas ; la suggestion ne pourrait
produire que l'oubli momentané, tandis que nous
ne voulons pas oublier, c'est-à-dire faire abstraction de notre vie ou d'un moment de notre passé.
C'est la force nécessaire à supporter l'effort produit, qu'il importe de rendre à l'être, pour qu'il
puisse ensuite modifier sa vie et la rendre supportable par ses propres ressources.

La foi qui guide les cœurs et dirige les pensées
ne saurait trouver dans les appréciations que
nous émettons la moindre critique. Chacun croit
et sent selon les aspirations de sa nature person-
nelle.

Tant mieux pour qui croit, et tant mieux pour
qui l'idéal est en dehors de notre vie. C'est effecti-
vement s'élever que de chercher dans l'infini un
appui moral dont l'équilibre humain éprouve un
besoin de tous les instants.

L'absolu n'est pas de notre vie ; mais tout nous
indique qu'il nous tient par des phénomènes
extérieurs, par le facteur *via* surtout, que nul ne
peut songer à nier, malgré les théories matérialistes, qui n'ont jamais pu faire un pas en avant

sans s'appuyer sur l'incoordination des cerveaux.

Est-il si nécessaire de plaider une cause vraie ? Si l'âme, c'est-à-dire l'extériorisation de vitalité, n'existait pas, serait-il nécessaire de tant combattre pour en faire naître l'idée ?

Mais c'est précisément parce que l'âme existe, malgré toutes les affirmations nihilistes, qu'on songe encore à détruire l'idée spiritualiste. Sans quoi la discussion s'éteindrait d'elle-même, comme tout raisonnements sans preuves !

Il n'est jusqu'ici qu'une seule science exacte nous mettant en relation avec les facteurs de notre vitalité générale ; cette science, qui a si longtemps subi des retards, des arrêts et qui depuis deux siècles végète lentement, reprise par quelques rares amants de ses mystères, c'est le vitalisme humain.

C'est l'intangibilité de ses moyens, e ses théories et de ses effets qui ont causé le retard de son avènement.

On ne dose pas aussi visiblement le fluide vital que la quinine ; et, pourtant, les effets du premier sont mille fois plus appréciables que ceux du second médicament.

Il faudrait beaucoup de kilos de quinine pour rendre la force perdue par suite d'une déchéance morale. Et le fluide vital, qui réussit dans les fièvres palustres, réussit de même dans les maladies dites de l'âme. Nous en aurions de nombreux exemples à montrer.

Un entre des milliers, pour ne pas abuser de la patience du lecteur.

Ne prenons pas l'exemple dont il s'agit à la
Médecine Nouvelle, laissons parler l'un des plus
éminents et regrettés maîtres de notre époque, le
docteur Boudet de Paris. C'est lui qui parle.

« C'était vers la fin de 1880 ; deux femmes en
deuil, la mère et la fille, vinrent me consulter
comme j'allais sortir pour faire mes visites après
ma consultation. Qui me les envoyait ? Je ne l'ai
jamais su. La fille avait vingt-huit ans, elle était
veuve d'un officier mort en Afrique, après huit ans
de ménage. La mort du mari remontait déjà à
un an.

« C'était pour la jeune veuve qu'on me consultait.
Elle ne mangeait plus depuis la mort de son mari
et souffrait constamment de névralgies faciales,
de douleurs gastriques et aussi des yeux. Sa maigreur était squelettique, la face pâle avec une
teinte terreuse, caractéristique de certaines fièvres
exotiques.

« Après avoir pleuré sur son malheur, et m'avoir
conté par le menu toutes les douleurs subies, la
pauvre jeune femme m'affirma qu'elle venait
recourir à mes soins pour faire plaisir à sa mère,
mais qu'elle était sûre de ne jamais guérir.

« J'ai absorbé une telle quantité de drogues, dit-
elle, que mon estomac est usé.

« Je n'ai plus de sommeil depuis un an et j'aspire
« après la mort comme après une délivrance cer-
« taine. »

« Je commençai de suite un traitement quelconque, ne sachant au juste ce que je traiterais de
préférence, et comptant sur la succession des

visites pour me faire une opinion. Chaque jour les deux femmes venaient recevoir mes soins, et pendant huit jours je n'obtins rien de mes applications. C'est alors que l'idée me vint d'essayer la métallothérapie de Burq. Je commençai par les plaques, et presque de suite j'obtins un résultat inespéré. La malade avait recouvré le sommeil en quatre nuits de ces applications. La neurasthénie céda aux aimants combinés. (A cette époque, il n'existait pas d'appareils aussi perfectionnés que ceux de la Médecine Nouvelle.)

« Enfin, après le mois complet de traitement, la jeune veuve était redevenue elle-même, maîtresse de sa douleur, mais réagissant contre les souvenirs pénibles au lieu de se laisser abattre par eux.

« Vers le milieu de février, elle me quitta pour se rendre à Toulon auprès du père de son mari. Les lettres que je reçus d'elle m'annoncèrent qu'elle ne souffrait plus ni de la tête, ni des yeux, ni de l'estomac, et qu'elle avait repris ses forces, son appétit et son sommeil. C'était une autre femme. Sa mère m'écrivit à son tour pour me confirmer dans cette opinion que j'avais bien réellement obtenu un succès. Je vous dis les faits tels qu'ils se sont produits, insista le maître, parce que j'étais persuadé, en commençant le traitement de cette malade, que j'avais devant moi une désolée plus apte à être secourue par la religion que par la médecine. La cause me semblant morale, je n'avais donné mes soins que par acquit de conscience. Il y a eu un résultat sérieux au point de vue du vitalisme ; et ce résultat, vous en ferez votre profit. Maintenant, ajouta-t-il en guise de péroraison, ma malade s'est remariée, elle a repris sa jeunesse, ses illusions, et va dans la vie semant autour d'elle l'expression naturelle du bonheur et de la santé. »

Nous pourrions multiplier les exemples, tous prouveraient l'évidence de la modification apportée à la vitalité par les agents qui la constituent, par le facteur *via,* son composé principal, alors qu'il s'agit de l'irrémédiable par les pratiques officielles, du potentiel des échanges vitaux !

Nous ne partirons pas de ce principe, qui est nôtre, pour mettre en doute l'influence directe du médecin, ce grand calmeur d'âmes ! Non, son rôle paternel ou fraternel si sympathique et si sûr ne saurait être éliminé.

Quel qu'il soit, il pèse dans la balance de la vitalité par la confiance qu'il inspire.

Humain, doux et dévoué, c'est aussi le cœur où s'épanchent les douleurs qui souvent restent muettes aux autres et qu'on lui confesse comme une récompense et une preuve de gratitude. Il est urgent que la communion des âmes soit complète; la confiance et le dévouement vont de pair, l'une s'appuyant sur l'autre sans restriction, pour en recevoir la force qui guérit et aussi la parole qui caresse et console.

Pourquoi l'électrothérapie et la métallothérapie sont-elles restées des pis-aller ? Pourquoi ne recourt-on pas de suite à ces deux moyens si naturels, si conformes aux vrais lois de la vie, et

attend-on pour s'adresser à elles que le désespoir
le plus complet soit installé dans les cœurs ?

C'est tout simplement parce que les théories de
ces deux sciences abondent sans ordre, sans base
et sans explications compréhensibles.

Il y a une lacune à combler ; l'électricien et le
métallothérapiste ont oublié, pressés qu'ils étaient
d'avancer dans la brousse insondée, d'éclairer le
chemin parcouru.

Ils s'écrient à chaque pas en avant, et jettent
aux échos tardifs les découvertes faites ; mais,
reprenant leur course dans cet infini *steeple-chase*
de la vérité, il négligent de revenir en arrière et
de relever les notes prises pour en donner l'explication à ceux qui n'ont pu les suivre.

Nous sommes dans un siècle d'image ; si la vie
passe comme dans un kaléidoscope devant les
spectateurs, il est bon d'en fixer les traits saillants
et de reprendre de temps en temps les clichés
déjà vus, pour refaire l'historique du moment, à
l'aide des matériaux du passé.

C'est le but que je propose. Nous allons étudier
ici les lois fondamentales du vitalisme et de la
dynamodermie, bases réelles de notre science.

Jusqu'ici, la pratique a tenu le premier rang
dans nos travaux ; occupons-nous de la théorie.

Les deux États de l'être humain.

L'être humain appartient à deux systèmes bien
distincts :

1° Le système physique, celui de la matière proprement dite ;

2° Le système sensationnel, qui correspond à la vie impulsive, immatérielle, et que nous dénommerons le vitalisme.

Ces deux états nous permettront de répartir notre étude sur tous les organes, comme aussi sur tous les agents internes et sur toutes les influences extérieures propres à apporter à l'être un contingent de force ou un contingent de morbidité.

Il faut avant tout expliquer combien les deux états que nous venons de désigner succinctement sont liés entre eux ; pour cela, il faudrait employer de longues études et remonter aux premiers âges, qui nous en fourniraient les preuves éclatantes.

Restons dans le domaine moderne, et servons-nous des faits que nous avons devant les yeux.

Les travaux de la Salpêtrière ne sont-ils pas la preuve indiscutable de la connexion des deux états au point de vue médical ?

Voici deux êtres, qui ne se connaissent pas, placés l'un à côté de l'autre dans l'état de résolution dans le sommeil nerveux, qui a aboli, pour ainsi dire, momentanément, l'influence de leur vitalisme propre, ne laissant que la vie matérielle intacte : il est possible de faire passer le mal de l'un de ces êtres à l'autre.

Le premier est paralysé ; sur l'ordre du médecin, la paralysie passe au second, et notre paralysé de tout à l'heure ne l'est plus.

L'esprit, dit-on, commande à la matière. Oui, mais ce n'est pas l'esprit ou vitalisme du paralysé qui a agi en cette circonstance, c'est celui du médecin ou de qui a ordonné le transfert de la paralysie.

Eh bien, la suggestion, ainsi qu'on désigne l'opération de ce transfert de la puissance du vitalisme, ne peut être considérée que comme une des manifestations extérieures du vitalisme que nous allons étudier.

La métallothérapie et l'électrothérapie nous montreront ensuite des phénomènes aussi puissants, aussi sérieux et surtout plus durables, de l'action du vitalisme naturel sur les êtres.

Souvenons-nous des divergences de vues entre les écoles de Nancy et de la Salpêtrière. Nancy soutenant, peut-être avec raison, que l'entraînement était le principal facteur des résultats et que, sans l'éducation préalable, notre vitalisme ne pouvait obtenir sur la matière un triomphe assuré et complet.

Puisque nous avons pris Bernheim et Charcot comme termes de comparaison, hâtons-nous de dire que ces deux maîtres avaient exactement la même intuition quant aux forces vitales et à ce qu'on nomme les influences intangibles. Charcot n'a-t-il pas désigné clairement l'électrothérapie, sous toutes ses formes, comme l'objectif certain des études futures ?

Mais ces constatations du maître ne sont elles-mêmes que la connaissance de nos pratiques ; en 1876, déjà, la commission académique a approuvé les faits que nous lui avons soumis. Si la médecine officielle n'a pas voulu donner son *licet* quant à

l'adoption de notre thérapeutique par les facultés,
elle n'en a pas moins consacré la valeur. Et c'est
un grand point, après un siècle de travaux où des
intelligences élevées ont cultivé et produit dans le
même sens, de trouver un encouragement sinon
une aide effective.

Influence du vitalisme sur l'être matériel.
Composition des deux êtres.

Nous ne nous étendrons pas sur la composition
de l'être matériel ; il y a là une place laissée à
l'étude des sciences anatomo-physiologiques.

Nous ne nous occuperons pas non plus de la
pathologie de l'être matériel, en tant que lésions
et morbidités de toute nature. Mais, en n'importe
quelle condition, soit de santé, soit de dépression
dynamique, ou de maladie, nous rechercherons
l'influence du vitalisme et conclurons à sa diminution avec des preuves absolues.

L'être humain matériel est un composé mécanique agencé, armé, pourvu d'organes de réception, d'assimilation, d'élimination, de motion et
par-dessus tout d'impression et de sensation.

Ainsi construit, et ayant évolué en trois périodes
principales : jeunesse, adolescence, âge mûr,
l'être matériel organique se trouve, pendant la
vie, soumis aux influences extérieures du vitalisme
réduit, quant à ce qui nous intéresse, aux éléments
constitutifs de l'ambiance vitale, que nous diffé-
rencierons par l'initiale $P^v 2,00$ minima. Ce que

nous expliquerons par potentiel de vie + 2,00.

Nous partirons donc de cette donnée : que, pour la seule vie organique, la somme d'influence est de 2,00 au degré de l'échelle biovitale du dynamomètre des influences, cette mesure, invariable pour les deux règnes humain et animal, ne comprenant que les rapports organiques avec l'extérieur au point de vue strict de l'existence matérielle.

Mais les composés de cette influence extérieure sont aussi multiques que ceux qui forment l'être matériel proprement dit ; et nous savons, par l'étude complexe de l'anatomie, que les organes et leurs composés sont nombreux. Il s'agit donc de délimiter en classifications les groupes de ces agents externes dont l'action directe doit influencer l'être d'une façon précise.

Nous n'aurons plus ensuite qu'à établir l'échelle de leur potentiel pour comprendre leur puissance, qu'il nous sera loisible ensuite d'étudier et de synthétiser jusqu'à la pratique.

Le vitalisme.

Nous qui ne sommes pas strictement des philosophes et qui ne devons nous occuper ici que de la relation directe du vitalisme, c'est-à-dire des influences externes sur la matière au point de vue de la santé et contre la maladie, notre rôle se bornera simplement à ne prendre que l'indispensable influence sanitaire ; cependant, nous serons amené

forcément à traiter la question mentale et à préciser les affinités immatérielles qui relient fatalement, et quoi qu'en pensent les matérialistes, l'au
delà aux ambiances terrestres.

La partie du vitalisme extérieur se compose de
la couche d'air respirable, ayant elle-même pour
composés : 1° Tous les éléments constitutifs d'air,
de lumière, de chaleur, d'électricité et par-dessus
tout de magnétisme.

Tels sont les agents constitutifs du vitalisme
externe, dont dépend assurément l'équilibre organique de l'être matériel, ainsi que nous allons en
juger.

Laissons à l'hygiène, qui constitue elle-même la
science des moyens à employer pour entretenir
librement les échanges directs entre la partie
purement mécanique des fonctions internes de nos
organes et l'extérieur, pour ne nous occuper que
du dynamisme vital proprement dit, et que nous
trouvons sous les deux formes décrites : électricité
et magnétisme. Ces deux forces, qui se confondent
du reste avec l'air, la lumière et la chaleur, ne
peuvent être dissociées que par la pensée, des
éléments naturels qui les environnent et les détien-
nent, pour ainsi dire, comme les parties d'une
unité, alors qu'il s'agit de la vie ordinaire bornée
aux fonctions naturelles de nos organes.

Mais, si nous avons à étudier au point de vue
médical thérapeutique les deux forces combinées
ou employées séparément, elles nous donneront
un appui sérieux et deviendront les agents les
plus puissants de régénération et de guérison,

puisqu'ils constituent à eux seuls la réelle puissance de la vitalité, c'est-à-dire de la résistance
vitale.

Échanges d'énergie vitale et de vitalisme.

L'être humain en tant que matérialité dépense
par le seul fonctionnement organique une certaine
quantité de fluide vital, c'est-à-dire un composé
d'électricité et de magnétisme qui correspond
directement à la force et à l'énergie employées.
L'électricité proprement dite est en augmentation
chez le travailleur musculaire, qui dépense surtout une force de mouvement, tandis que le
magnétisme est en excès chez le travailleur du
cerveau. Ces règles sont générales ; et nous nous
réservons d'admettre les exceptions ou les accep-
tations de sujets mixtes. Nous en trouverons plus
tard des observations.

Donc, la production amène naturellement une
élimination d'électricité ou de magnétisme, qui
constitue l'échange et non pas la restitution aux
productions externes, car la somme d'électricité
éliminée se trouve remplacée par une somme
égale de magnétisme, afin que l'échange complète
la réserve naturelle de vitalisme. Voilà pour l'état
de santé, pour l'équilibre vital, dont le potentiel
est de + 2,00.

Comment s'opèrent les échanges.

Il est une théorie bien vieille et même caduque qui, pour mieux synthétiser les phénomènes vitaux, instituait deux pôles, l'un positif, l'autre négatif, par hémiplégie. Si bien que la moitié de notre corps correspondait au positif, tandis que l'autre représentait la partie négative. Nous ne comprenons pas pourquoi cette règle serait généralisée à tous les sujets ; et, si l'un de nos membres a une affinité plus particulière que du côté opposé et correspondant, nous ne pouvons ni ne devons admettre que le corps humain ait la moindre analogie avec une pile électrique. Les échanges qui nous préoccupent ne se font pas positivement à gauche ou à droite, mais généralement dans les plus infimes parties de l'être, qui sont en rapport avec les ambiances extérieures, comme les poumons avec l'air respirable, comme le sang des artères et des veines avec l'atmosphère. La cellule, qui est une des infimes particules de l'humain, est surtout composée de vitalisme, c'est-à-dire d'électricité et de magnétisme. C'est donc par millions et par milliards que les piles et les accumulateurs fonctionnels pratiquent en nous les échanges et subissent les influences du vitalisme interne et du vitalisme externe.

S'il en était autrement, si le corps humain était une pile à deux pôles distincts, n'y aurait-il pas une polarisation certaine, un choc latent, qui rendrait la vie organique fatalement problématique ?

Mais laissons là cette hypothèse pour ne nous occuper que des relations vitales internes avec le vitalisme des ambiances.

Il faut reconnaître de suite que l'action du fluide vital subit des modifications en raison inverse de son élimination.

Cette vérité, qui a force d'axiome, s'établit si l'on sépare un individu bien portant de son milieu d'énergie, pour le transporter dans un autre où il n'aura ni production ni facilité d'échanges.

Immédiatement, et cela en quelques heures au plus, on constatera une exagération du potentiel, qui de 2,00 montera à 2,24 et qui arrivera, comme chez certains sujets, à 3,66 et 3,88. Cet état persistant amène ce que nous nommerons un déséquilibre, c'est-à-dire un état pathologique.

Et cette seule donnée, aisément contrôlable, ne donne-t-elle pas raison au médecin philosophe niant les cas morbides spéciaux et disant : *Il n'y a pas de maladies : il n'y a que des malades ?*

Oui, la maladie ne peut être considérée que comme un déséquilibre des échanges vitaux, comme un déplacement du fluide vital, en un mot une *différence* de potentiel.

Quel que soit l'organe malade, il y a assurément une cause pour que le mal s'y porte, pour que la fatigue survienne localement ; mais tout nous prouve que l'état général souffre dans toutes ses parties. Sinon, pourquoi la luxation d'un membre ne donne-t-elle pas les mêmes symptômes généraux que la fièvre ? C'est parce que les échanges sont parfaits et que le potentiel se maintient ;

c'est qu'il s'agit d'un choc qui n'a pas mis d'obstacle aux échanges; dans ce cas, la guérison locale modifie peut-être lesdits échanges, mais peut-être aussi, par suite de la privation de mouvement, produira-t-elle un déséquilibre. Cela se voit chez les arthritiques qui conservent des localisations douloureuses consécutives à un arrêt du mouvement.

Si l'on place dans la nuit, c'est-à-dire pendant la nuit et dans une obscurité complète, un sujet absolument nu et isolé du sol par un tabouret à pieds de verre, on remarquera après quelques minutes d'examen attentif une lueur perceptible, plus ou moins accentuée, faisant une sorte d'auréole phosphorescente autour des lignes corporelles. Ce sont les échanges vitaux qui se produisent. Y a-t-il hyperesthésie, surexcitation ou excès de production ou de dépense de vitalisme : les localisations s'accentuent, l'auréole se détache plus largement, encadrant les surfaces hyperesthésiées, pendant que l'énergie de cette endosmose *fluidique* continue son incessante fonction.

Mais ce n'est là qu'une simple constatation qu'il est aisé de contrôler ; à ce moment, plus l'auréole sera intense, plus le potentiel sera élevé dans les recettes, dans les dépenses, et aussi, à l'état latent, dans la matière organique.

Il n'est pas rare de trouver $+ P^v 3,50$ et même $+ P^v 3,75$ dans certains cas qui n'ont rien de pathologique, de maladif, en eux-mêmes.

L'auréole ne peut être un moyen de contrôle d iagnostic, les localisations n'étant qu'un indice de l'énergie des échanges, sans jamais se produire d'une façon uniforme sur un point lésé ou au niveau d'un organe affaibli.

Les échanges sont en quelque sorte le résultat d'une communication totale ou partielle des éléments vitaux et n'affectent pas plus particulièrement leur sortie ni leur entrée à un endroit qu'à un autre.

L'essentiel était de mentionner le phénomène après avoir pu le constater en le déterminant comme quantité.

C'est parce que nous semblons faire de la science occulte, ainsi qu'on nous en a souvent accusé, que nous ne devons pas négliger les détails susceptibles d'éclairer nos théories de la lumière de l'expérience.

La nature ne vit que d'échanges ; nous avons trouvé dans nos études médico-physiologiques les échanges nutritifs par l'air, par la comburation, par les fonctions générales ; nous avons suivi avec le savant les métamorphoses d'une bouchée de pain. Cette théorie des échanges vitaux, destinés à entretenir un potentiel vital, ne doit donc pas nous surprendre, puisque ce n'est que la confirmation des lois naturelles sur le terrain plus abstrait cependant du dynamisme électro-magnétique.

Or, c'est lui, ce dynamisme, qui régit, par sa force cosmique, la nature entière, depuis les hommes jusqu'aux minéraux. Nous retrouvons partout sa trace indélébile, et les plus anciens des penseurs et des savants l'ont signalée, soit par

des abstractions, soit par des lacunes inexpliquées,
mais dont la forme inquisitoriale désignait clairement ces *éléments inconnus* ou *mal connus*.

Hyperesthésie vitale.

Nous allons supposer un malade atteint d'un
puissant foyer de potentiel vital.

Ce sujet ira dans la vie comme tous les autres,
mais il y dépensera beaucoup plus de travail et
d'énergie, grâce à sa puissance. Ils sont nombreux,
ces cas d'hyperesthésie vitale, qu'il ne faut pas
confondre surtout avec des robustes, aux muscles
d'acier, ou des génies créateurs ou inventeurs.
Non, ce sont au contraire des volontaires, des ori-
ginaux, des déséquilibrés, confinant à la folie parfois ; mais rarement des pondérés, puisqu'il y a
chez eux déséquilibre de productions, comme de
dépenses et de recettes.

L'hyperesthésie vitale a une attraction sur les
êtres comme sur les animaux. Les charmeurs et
même les dompteurs n'agissent que par ce besoin
de dépense vitale.

Les orateurs férus d'une idée, d'un système,
d'une religion, sont la plupart du temps des forcenés de cette hyperesthésie. Les passionnels,
les... mais nous n'en finirions pas si nous devions
passer en revue ces cas si différents que la médecine mentale nomme exaltations lucides.

La corrélation est grande entre les hyperesthésies humaines et celles du globe Ces dernières

produisent des cyclones, des tremblements de terre, des déluges, des invasions et des immersions de landes, de pays entiers, désagrégeant les couches terrestres ou les minéraux par l'effervescence des matériaux ou la combustion des gaz.

Mais arrêtons-nous : l'étude du dynamisme naturel nous entraînerait trop loin du cadre, forcément restreint, de la science que nous traitons.

Bornons-nous à suivre dans son évolution humaine la plus faible partie de ce dynamisme inhérent aux êtres et que nous dénommons de ce chef *fluide vital.*

Il y a vingt ans au plus, un de nos confrères disait à un malade : *Vous avez trop d'électricité.* Et on a reproché au savant *cette boutade* incomprise. Eh oui, car l'électricien en question venait de déclarer *ex abrupto* l'existence reconnue de l'hyperesthésie vitale ; il avait la prescience de cette théorie moderne, qu'il aurait pu établir de toutes pièces s'il l'avait osé. Combien de temps nos devanciers ont-ils marché sur les bases que notre siècle vient d'établir ? Mais le progrès n'avance qu'en tremblant ; il faut que la moisson soit bien mûre, disait Boudet de Paris, sans quoi elle *mûrit sur la paille*, en compagnie du savant.

L'hyperesthésie vitale est donc en grande partie, pour ne pas dire toujours, la cause initiale des troubles pathologiques. La médecine légale, malgré les assauts que lui livrent les préjugés, ne peut s'empêcher de reconnaître les excitations mentales susceptibles de faire prononcer l'irresponsabilité des sujets coupables.

Le progrès dont nous parlions plus haut, au sujet de l'électricité en excès, s'est borné à reconnaître des affinités nerveuses et à comprendre des hyperesthésiés avec des hypnotisables, ce qui est tout un.

Que l'excès de fluide se porte principalement sur les centres nerveux, qu'il produise un point hystérogène ou des troubles nerveux irritant le cerveau ou la moelle, n'est-ce pas toujours de la même cause qu'il s'agit?

Que l'élément fonctionnel organique s'accentue ou se ralentisse, amenant la cohorte symptomatologique dans des processus différents, n'est-ce pas un déséquilibre vital pathogène par dérivation ou plutôt par évolution?

Les seuls troubles physiologiques sont d'essence adynamique dans l'acception du mot; et, si les contages, malgré l'acharnement des méthodes actuelles, ne parviennent pas à expliquer les causes de la plupart des morbidités, c'est que la lacune reste béante et qu'on ne veut pas se résoudre à jeter un pont sur les deux rives de cet inconnu qui nous tend les bras; c'est cet au delà qu'il nous faut franchir afin d'abandonner la routine que nous explorons en vain.

Quand une science exacte comme celle du diagnostic diffère si peu, que seules les causes restent discutées, par une autre science qui ne s'appuie que sur les causalités, la fusion semble bien près de se faire. La cloison qui sépare les deux écoles est fragile à ce point que l'écho suffira pour renverser l'obstacle, nous en sommes persuadé.

Du rétablissement de l'équilibre vital par l'électro et la métallothérapie.

S'agit-il de remplacer ou d'accélérer les échanges de fluide vital ? Non. Il nous est aussi impossible de rendre par provision ou par accumulation un fluide vital quelconque, soit électrique, soit magnétique, que d'en soutirer en cas de pléthore.

Le fluide vital ne demeure pas, il passe et s'échange, comme l'eau d'un fleuve. Ce n'est jamais la même, et cependant elle reste constamment au même niveau dans l'état normal. Son volume est-il augmenté, il y a sinistre ; est-il diminué, il y a disette ou chômage. Tel est le rôle du fluide vital dans l'être. Surabondance, égale excitation ; diminution équivaut à dépression. Les deux termes ont parfois les mêmes effets, ainsi que nous le verrons dans l'étude des adynamismes et des hyperdynamismes. Ce qu'il convient surtout d'obtenir, c'est l'équilibre entre les dépenses et les recettes, c'est l'unité des échanges, c'est un potentiel constant ou du moins à intermittences rares. Nous verrons sous quelles influences ces différences de potentiel peuvent varier temporairement, sans nuire à l'équilibre vital et sans entraîner avec elles une cause de morbidité de tout ou partie de l'être matériel.

Cependant, il est un point spécial que nous avons à élucider actuellement. Grâce au passage du fluide vital dans la matérialité organique, l'être animé, qu'il soit ou non en équilibre vital, offre une résistance plus ou moins grande et assurément en raison inverse de la quantité des échanges de potentiel.

Nous avons accoutumé de nommer cette résistance : ressort vital !

Il est certain que plus la dépense est grande et plus le ressort vital (ou résistance vitale) est faible. Le plus sérieusement résistant est donc l'être qui a le moins d'échanges, car il vit sous une moins considérable tension que les autres.

La question qui se pose toujours quant à cette controverse est celle-ci :

Pourquoi, puisque vous mesurez le potentiel qui passe à travers l'organisme, ne trouvez-vous pas une différence en plus chez les malades et en moins chez les sains ?

Mais, à coup sûr, c'est parce que nous ne tenons compte des échanges qu'au seul point de vue de l'hyperesthésie possible, accidentelle, passagère ou à l'état constant ; tandis que notre échelle bio-vitale constitue la mesure certaine des résistances de l'être.

Ce sont donc deux points essentiels et qu'il ne faut pas confondre.

Encore faut-il tenir compte des influences diverses que nous aurons à synthétiser quand nous en serons arrivés aux applications. Mais, sauf ces éliminations et malgré le luxe de précautions dont nous devons entourer notre mise en œuvre, nous obtiendrons la formule exacte ci-dessous en considérant le potentiel vital circulant sous sa dénomination propre $P^v = Ech^v + R^v = D^v$.

Ce qui établit que le potentiel vital égale les échanges vitaux plus la résistance dynamique et que les échanges plus la résistance égalent le potentiel vital. C'est cette formule dont seuls les termes métriques peuvent varier à l'infini, mais dont les facteurs restent immuables.

Le vitalisme proprement dit doit être étudié dans l'ensemble fonctionnel, c'est-à-dire dans les trois fonctions qui constituent la trilogie du dynamisme de l'être : sa pénétration, son action, son évacuation.

(Pour rendre à nos lecteurs la tâche plus facile, nous allons nous figurer, pour un instant, que le fluide vital extérieur est un liquide traversant l'organisme humain).

Comment pénètre-t-il? Par la pression atmosphérique; par les pores, par endosmose, par capillarité, traversant les vêtements les plus épais, voire même les couvertures de laine.

Comment s'élimine-t-il, c'est-à-dire comment, après son passage dans l'être, est-il expulsé? Par les mêmes phénomènes, mais avec cette différence qu'il est entraîné par le *potentiel des échanges*, qui, comme nous l'avons vu, additionné avec *la résistance vitale*, est égal au *dynamisme* individuel tout entier.

Nous ne saurions trop insister sur cette loi, qui est assurément la base de toute notre science. Cette base, nous la retrouverons sans cesse au cours de nos études; et, quand nous lui ferons appel, elle nous ramènera toujours au diagnostic certain, parce qu'il ne peut y avoir équilibre vital quand les échanges vitaux ne sont point en rapport direct avec la résistance vitale, et qu'en joignant à leur somme fluidique celle de la résistance, on ne trouve pas intégralement le dynamisme vital intégral.

Il est bien certain que cette donnée, pour si exacte qu'elle soit au point de vue de la métallothérapie, ne peut en aucun cas être immuable, comme quantités ou mesures, chez tous les êtres. Ce ne sont donc que les facteurs qui sont fixes et les quantités qui seront modifiées par chaque sujet en expérience.

L'action du vitalisme dans l'être, c'est-à-dire son ambiance continuelle, par suite du cours régulier dont nous venons de parler, peut être considérée comme une stase perpétuelle, telle que la masse d'eau parcourant le lit d'un fleuve avec une vitesse de courant de tant de mètres à la seconde.

La pénétration de ce fluide et sa sortie, sont en raison directe de la somme de potentiel constituant la résistance vitale.

Chez tel sujet, elle sera de 2,00 ; chez tel autre, de 2,25 ; chez celui-là, de 3,28. Il est assez rare de trouver même dans une seule famille deux frères ou deux sœurs ayant le même potentiel biogénique.

Et c'est encore ce phénomène qu'il est bon d'étudier; car, ainsi que nous l'avons vu, ce ne sont pas les êtres les plus riches en potentiel qui sont les plus forts au point de vue physiologique.

Le contraire existe plutôt : un malade à l'agonie double son potentiel, par la raison bien simple que l'appel vital se multiplie de toutes les forces du dynamisme biogénique.

Nous reviendrons sur cette question si importante, lors des épreuves du diagnostic.

Nous allons entrer dans la période abstraite de l'action du vitalisme ; et c'est là que j'appellerai l'attention du lecteur, parce que nous sommes encore contraint de nous baser sur l'hypothèse des affinités cellulaires.

Nous devons donc laisser de côté les organes humains, pour ne nous occuper que de la cellule proprement dite.

La cellule est l'unique partie du grand tout humain. C'est la cellule qui se nourrit, c'est la cellule qui est animée, c'est elle qui reçoit, qui évolue, qui disparaît pour faire place à une autre ; en un mot, la cellule est à l'homme ce que la fibre ligneuse est à l'arbre.

Vue au microscope, la cellule existe ; à l'œil nu, elle ne nous apparaît pas plus que les fluides vitaux qui l'animent.

Eh bien, ces fluides, qui constituent le potentiel vital, vont directement aux cellules porter le contingent d'ambiance vitale, de résistance, de dynamisme, d'énergie, de volonté, de puissance et de mécanisme à l'être qui vit.

Nous pouvons dire déjà, sans craindre de désaccord, avec les savants qui ont traité de l'existence de la vie et surtout de la génération des cellules, que ces dernières, dans tous les règnes, vivent sous la loi des fluides, si elles n'en sont pas toutefois les composés absolument directs, vu la spontanéité de leur génération.

Déjà l'embryogénie de Remak et la pathologie de Virchow ont renversé la *genèse* de Shwann et de Ch. Robin. Aujourd'hui nous savons que la cellule, munie de son noyau, vit d'une vie propre et autonome.

Nous ne sommes pas toutefois d'avis qu'elle puisse se multiplier seule à l'aide de ses seuls éléments anatomiques, comme le pensent les deux premiers savants. Nous croyons que le fait se produit par les échanges du vitalisme. Qu'y aurait-il donc d'extraordinaire que des savants, spécialement attachés à l'étude matérielle, n'aient pas tenu compte des éléments immatériels, qui sont cependant l'âme vitale, à proprement parler?

Rien, ce semble, puisque leurs études ne se sont portées que sur la stricte évolution des cellules au point de vue anatomo-pathologique ou anatomo-physiologique.

Déjà les opinions ont changé sur la genèse et sur la vie de ces particules de l'être. Harvey disait: *Omne vivum ex ovo;* Virchow : *Omnis cellula e cellulâ.* On dit maintenant : *Omnis nucleus -a nucleo.* Ces aphorismes divers confinent au rapprochement de la genèse du vitalisme; car, si nous poursuivons l'étude des cellules, nous nous trouvons sans cesse devant un point d'interrogation que notre hypothèse résout absolument, en tant que principe, c'est-à-dire en tant que théorie.

Nous voici loin des blastèmes, de l'eau-mère et

de tous liquides, plasmas prétendus engendreurs d'éléments anatomiques et de cellules. Saluons en passant les travaux de ces maîtres qui, à force d'étude et de volonté, sont parvenus à nous donner l'idée la plus complète de cette embryologie sur laquelle nous basons nos travaux. De Mirbel, Hunter, Hugo Mohl, Ch. Robin, Shwann, R. Brown, Schleiden, Heule, Lebert, Strassburger, Bütschli, Remak, Virchow, Vogel, etc., etc., sont autant de noms glorieux, qui figureront dans le monument scientifique du vitalisme, auquel ils ont ouvert la voie.

C'est à l'anatomie, puis à l'histologie pathologique, et enfin à la microbiologie, que nous devons les progrès qui nous permettent aujourd'hui d'établir nos bases.

Au siècle dernier, alors que nos aînés voulaient parler de l'action électrique sur certains centres nerveux, on éclatait de rire, et cependant ils désignaient l'action sans en préciser exactement le mécanisme.

Dans ce temps-là (1745), Glisson, Sténon, Baglive et Santorini avaient admis l'excitabilité des tissus ; pendant qu'à la même époque Jean de Gorter avait parlé *d'un principe de mouvement commun aux animaux et aux végétaux,* et par conséquent *indépendant de l'âme aussi bien que du système nerveux.* Vinrent ensuite les expériences de Haller, qui restreignit l'irritabilité à la sensibilité nerveuse, à la contractilité musculaire, entravant, pour un temps, la doctrine d'une faculté de réaction absolument générale. Cela jus-

qu'à Brown, qui dénomme enfin l'irritabilité : inci-
tabilité, idée dont Broussais s'empare pour en
faire la base de son système.

On le voit, lentement, par une évolution à
peine estimable, de lustre en lustre, après un
siècle de théories, la science arrive enfin à s'adresser à l'unique moteur essentiel de la vie.

J'ai tenu à revoir encore ces phases de notre
histoire anatomo-physiologique et à appeler l'attention sur les étapes et sur les arrêts de cette
science, qui nous a tous charmés et que nous
continuons à augmenter par nos études. Aujour-
d'hui il n'est plus de doute possible sur les fonctions cellulaires ; de même qu'on ne peut nier
l'influence du vitalisme, composé des parties fluidiques électriques et magnétiques, sur les cellules.
Nous verrons, dans nos études expérimentales, la
transformation cellulaire s'opérer artificiellement
le moment venu. Pour l'instant, restons encore
quelques minutes à l'étude de la cellule proprement dite.

Ces grandes études de la chimie biologique se
sont bornées à suivre purement le processus
morbide, cherchant la part qui revient aux cellules et celle de l'innervation ou de la circulation
sanguine. Est-ce la cellule qui est malade, sont-ce
les nerfs, est-ce le sang ?

Voilà le cercle vicieux où se débat l'hypothèse
médicale depuis cent ans. La pathologie cellulaire
augmentée des données relatives à la migration
des cellules et à la diapédèse, enrichie des connaissances plus récentes de la chimie biologique

et de l'étiologie, est toujours restée le fil conducteur des recherches de tout ordre. Ainsi que
Virchow l'écrivait lui-même en tête du centième
volume des *Archives d'Anatomie et de Physiologie pathologiques*, la conception maîtresse de
sa théorie est restée debout, mais ne subsistera
plus quand notre biologie aura enfin convaincu
les hommes de science de tous les mondes, et
leur aura donné la clé de la métaphysique biogénique du vitalisme animant et équilibrant les cellules, causes principales, pour ne pas dire uniques,
de toutes les morbidités dans leur déséquilibre.

Quand nous affirmons que la désagrégration
locale des organes n'est que l'effet d'une cause
générale, ne sous-entendons-nous pas toujours
que l'élément vital est amoindri ? Or quel peut
être cet élément, si ce n'est la cellule qui reçoit la
vitalité directe par les échanges, par les ambiances,
offrant un potentiel dynamique et une résistance
dont tout déséquilibre devient, en un temps plus
ou moins long, un état pathologique ou maladif ?

Est-ce parce que les yeux et même le microscope ne peuvent que constater les désordres,
qu'il faut chercher dans leur sein même une
cause tangible ?

Non, et c'est précisément l'écueil que nous
avons évité en cherchant parmi les forces abstraites les ressources curatives qui abondent dans
l'élément naturel.

Aujourd'hui, l'errement scientifique s'attache
aux microbes, qui ne sont que les effets des grandes
causalités que nous connaissons ; comme la pous-

sière est le microbe de la vétusté, ou de la désagrégation. Et qu'étudie-t-on dans cette poussière,
dans ces microbes nés d'une liquéfaction cellulaire, du cloaque de la désorganisation des tissus?

La meilleure preuve qu'on a fait fausse route,
c'est que l'acharnement apporté à ces travaux n'a
rien produit de fécond ou du moins de réellement
utile.

On est tombé d'une extrémité dans une autre,
et, confondant les effets avec la cause, on a cherché à cultiver les produits morbides pour en
faire des produits de prophylaxie, de guérison.

Tout cela est basé sur la recherche *ab absurdo*,
sur ce qu'on est convenu de nommer l'empirisme.

Ne nous étendons pas plus longtemps sur ces
hérésies de la pensée, qui se combattraient elles-
mêmes si on les analysait au point de vue philosophique. N'oublions pas que la médecine est la
science de l'observation basée sur le raisonnement ; or, est-ce raisonner que de chercher dans
le mal lui-même une guérison au mal? Et pouvons-nous sans peine voir la même école prêcher
l'antiseptie et l'aseptie pendant qu'elle fait tous
ses efforts pour tenter l'emploi de la septicémie
contre la septicémie, du poison contre l'empoisonnement?

On nous accusera peut-être de rébellion aux
idées modernes. Laissons dire : notre devoir
n'est-il pas, une fois le succès constaté, de suivre
la route que nous tracent les résultats acquis ?

Et cela jusqu'au moment où, compris de tous,
nous serons enfin approuvé et suivi.

Déjà depuis treize années, nos pratiques ont
assuré la vérité de nos théories ; nous avons peu .
à peu triomphé de la routine et relégué au dernier
plan la thérapeutique interne, rétablissant les
équilibres vitaux les plus compromis, et cela
dans les diathèses graves, aux périodes exces-
sives du coma précédant la mort. Encore quelques
efforts, et nous touchons au but tant désiré.
L'établissement d'une loi comme celle du vitalisme vaut bien la peine que nous dépensons
depuis plus de cent ans, et dont nos aînés, les
électrothérapeutes, nous ont donné l'exemple le
plus manifeste.

Action du vitalisme dans les cellules.

Les cellules fixes, sans cesse renouvelées par
les cellules migratrices formées des globules, des
leucocytes et des matériaux propres à chaque
sorte, depuis la cellule osseuse jusqu'à celle de
l'épiderme, les cellules, disons-nous, reçoivent directement la vie des échanges électro-magné-
tiques qui constituent le potentiel constant de
l'être.

La migration des cellules qui évoluent dans la
circulation sanguine, comme dans les circulations
lymphatiques, liquides et semi-liquides des plasmas, des sucs, des acides et des sécrétions organiques, reçoit plus directement encore l'action du
passage des fluides vitaux, qui exercent avant
tout une action directe sur leur motilité ; à ce

point que, le potentiel normal s'exaspérant par
suite d'une fièvre ou d'un dynamisme exagéré, l'anémie survient ayant pour cause immédiate de la diminution des échanges l'arrêt partiel
de l'évolution des cellules migratrices.

A ce moment précis de l'augmentation du potentiel général, l'organisme, ou mieux l'économie
entière de l'Être, se trouve réduite à ses seules
ressources vitales. Les cellules migratrices, sans
cesser complètement leur évolution, sont restreintes en nombre. La cause en est à la superfétation de dynamisme dépensé pour soutenir
l'attaque pyrétique au sein des cellules fixes.

Ce phénomène explique bien le rapport inverse
entre l'augmentation du potentiel et le dynamisme.
Nous aurons, en étudiant les phénomènes produits par la fièvre, l'occasion de retrouver cette
même cause comme augmentation thermomé-
trique de la circulation sanguine.

Mais n'abandonnons pas la cellule et accélérons
l'évolution du vitalisme pour en étudier les conséquences. Ce nous sera une occasion pour déterminer le grand facteur constitué par les
échanges sur la chaîne vitale, c'est-à-dire sur la
continuité des formations cellulaires.

Pour mieux appuyer notre principe, imaginons
que le nombre des cellules fixes soit en temps
normal de dix mille milliards, et que celui des cellules dites migratrices, c'est-à-dire des cellules
qui évoluent dans l'organisme liquide ou semi-
liquide pour atteindre leur complète formation et
remplacer celles des cellules fixes qui meurent,

soit de un milliard. Cela dans l'état de santé, au moment où le potentiel vital est le plus bas.

Si, par une hyperesthésie quelconque, le potentiel se trouve augmenté, nous pourrons constater immédiatement une diminution sensible du nombre des cellules migratrices qui, de un milliard, tombera à neuf cents millions par exemple. Perpétuons cet état, et nous arrivons à constater une diminution de la vitalité, une dépression générale du dynamisme, autrement dit un état morbide assez sérieux.

La médecine matérialiste constate alors une diminution des globules rouges, une élimination des leucocytes, ou une diminution des globules blancs, etc. Ce sont bien, en effet, les effets propres au ralentissement du vitalisme. Les cellules migratrices n'évoluant plus, leurs matériaux se dispersent ; l'incohérence provenant du ralentissement fonctionnel des échanges vitaux ne tarde pas à mettre en péril les organes constitués dont les désagrégations cellulaires restent à l'état dépressif, par suite de la raréfaction croissante des modes réparatoires; et voilà dès lors établie la genèse des grandes diathèses.

Imaginez aussi une plus grande augmentation du potentiel ; c'est la mort par arrêt complet des échanges par suppression du dynamisme, c'est l'économie privée de ses moyens de réfection.

Lisez : fièvre de surmenage, arrêts fonctionnels, intoxications, et toute la série des morbidités que les auteurs interprètent pathologiquement, suivant les données matérielles de l'autopsie, mais qui sont pour nous une diminution des échanges et une augmentation du potentiel biogénique.

Il nous serait facile de suivre à tout instant le phénomène de raréfaction cellulaire, ou la diminution des cellules migratrices, pendant le cours d'une affection quelconque.

Pour cela, il nous faudrait encore une base que l'étude nous donnera, soyons-en persuadés. C'est, par période, les évolutions de la cellule migratrice sous l'influence des échanges vitaux.

Voilà ce que l'étude microbiologique n'a pu déterminer encore, puisqu'elle a négligé complètement de s'associer aux théories magnéto-électriques, tout en reconnaissant que l'atmosphère et tous ses composés sont les agents directs de l'évolution moléculaire et cellulaire.

Nous obtiendrons théoriquement toutes ces données, non pas par la vivisection, comme ont été obtenues la plupart des lois physiologiques, mais par la pratique de notre science, qui nous a déjà apporté tant de certitudes en remplaçant l'hypothèse par l'axiome né du résultat obtenu.

Dans le domaine pratique, nous avons constaté que les échanges vitaux contribuaient, en même temps qu'au maintien du dynamisme intégral, à la formation et aussi au mouvement des cellules embryonnaires. Et cela non pas par les voies respiratoires, mais bien par l'endosmose vitale, par le contact des ambiances, qu'il ne faut pas confondre avec les lois de la capillarité ordinaire.

L'influx vital, que nous trouvons mentionné sous le terme de résistance, est la partie active de l'être formé, résistant dans son action complète et dans son intégralité fonctionnelle.

Tandis que la vie latente, qui prend son dynamisme dans les échanges, est pour ainsi dire la réserve, le grenier d'abondance où se centralisent les provisions nécessaires à l'entretien de la vie. Cette réserve est presque toujours suffisante pour parer immédiatement aux déséquilibres vitaux ; elle lutte même contre les exagérations terribles de l'élévation du potentiel vital ; la question peut donc, pour l'épuisement de ces ressources vitales, se poser par une formule, que nous ne possédons pas d'une façon suffisante, mais qui correspondrait à peu près à celle du dynamisme intégral moins les échanges. L'augmentation de ce dernier nombre équivaudrait à celle du passif et diminuerait d'autant le capital résistance, c'est-à-dire la vie elle-même.

Telle serait l'équation remplaçant le diagnostic et assurant même un pronostic total, irrémissible, et que, jusqu'ici, aucun physiologiste n'a pu même prévoir, malgré les analyses, la spectrologie et la microbiologie.

Il se pourrait donc, et le fait se constate tous les jours, qu'au moment précis où la guérison semble se produire, la faillite du dynamisme entraînât la mort.

L'être ne peut se trouver en péril sérieux et certain qu'autant que l'augmentation du potentiel vital entraîne la déchéance des échanges.

Dans ce cas, les cellules fixes, excédées par les dépenses de la vitalité et réduites à leur propre dynamisme, puisque les cellules migratrices ont diminué de nombre jusqu'à épuisement complet, finissent par succomber dans une proportion assez considérable pour amener la mort.

Les désordres locaux précisés par la science, les examens pathologiques, la percussion, l'auscultation et tous les modes connus d'exploration ne peuvent établir d'une façon certaine l'état de vitalité et de résistance d'un malade, sans la constatation de l'élément spécial, du vitalisme représenté par le potentiel biogénique.

Telle est la lacune toujours ouverte, toujours béante, de la médecine que nous qualifions du titre de Médecine officielle.

Donc, remédier au dynamisme, abaisser le potentiel vital et augmenter les échanges constitue en réalité l'art de remédier d'une façon effective et absolue au déséquilibre vital de l'être.

Fluide vital ambiant.

Lorsqu'on recherche dans les origines de la science les théories qui ont servi de base à l'édification de la médecine, on est frappé de suite par leur simplicité enfantine. Les suppositions s'entassent sur les hypothèses, et l'on sent la curiosité luttant avec la volonté, ayant souvent l'erreur comme résultat. Ce sont ces errements qui ont permis d'arriver par une foule de déductions, et de génération en génération, à la quasi-perfection de l'œuvre, c'est-à-dire de l'anatomie et de la physiologie.

Nous sommes aujourd'hui en présence d'une de ces graves questions qui ont été depuis plus de cent ans le but de multiples efforts et de travaux sans nombre. La question est simple par elle-même, mais elle est complexe comme genèse et fuit devant notre persévérance en tant que formule définitive.

Nous n'avons pas à redouter l'étude de ce pseudo-mystère, puisqu'il se révèle à nous et que, pour lui donner un corps, il nous suffit de suivre ses variations, son action dans le passage de la vie humaine, de la vie animale et de la vie végétale.

Les chimistes sont parvenus à peser l'atmosphère et à délimiter ses lois; nous parviendrons aussi, dans un temps plus ou moins long, à obtenir les mêmes victoires sur les fluides dont il s'agit.

Je vous demanderai pour un instant d'admettre l'hypothèse suivante :

Le fluide vital (conservons ce vieux mot *fluide*, qui dépeint si bien, malgré tout, l'impondérabilité des forces éthérées qui relient les pôles et obéissent aux grandes lois astrales), le fluide vital est composé d'une partie magnétique, d'une partie électrique et d'une troisième partie que nous nommerons *via* parce qu'elle est essentiellement consacrée à la vie spirituelle, c'est-à-dire aux affinités cérébrales, aux émotions sympathiques, etc., et que c'est lui que les magnétiseurs emploient, sans s'en douter, le plus souvent, pour agir dans l'état somnambulique.

Hâtons-nous de préciser cette action dans la forme ordinaire, qui n'a rien à voir avec la fatigue nerveuse de l'hypnose, et qui, au contraire, est susceptible, suivant les sujets, de se raréfier au point de n'exister que problématiquement, comme nous aurons occasion de le voir.

Nous trouvons bien exactement les trois composés *magnétisme*, *électricité* et *via* dans le fluide vital extérieur. Le via est-il un composé, une partie de l'astra interpolaire? Répond-il à l'action d'un aimant supérieur? Le champ est ouvert, mais son existence ne saurait être niée pas plus qu'on ne peut nier les phénomènes encore incompris mais inexpliqués des cyclones.

Via restera donc le gigantesque point d'interrogation qui nous séparera de l'immortalité, c'est-à-dire de l'immatérialité vitale.

C'est ce facteur qui, nous semble-t-il, met la créature au-dessous de la nature créatrice. Via, c'est l'intangible, c'est l'espace infini nous séparant des mondes plus encore que l'infinie distance et que la couche atmosphérique ; car la cellule résisterait mieux dans sa stase vitale si ce facteur via la régénérait à lui seul.

Il ne semble point permis au savant de douter, pas plus que la science ne lui ordonne de croire. C'est l'abstrait qui se révèle à lui dans toute la force de son impondérable mais inéluctable énergie.

Tout électrothérapeute sérieux est un croyant, un timoré de l'au delà, qui s'incline respectueusement devant la grandeur des phénomènes psychiques, qu'il devine dictés par une force harmonique dans ses lois et dans sa pondération.

Laissant le domaine scientifique pour entrer un instant dans celui de l'harmonie sociale que nous saluons du nom de civilisation, ne trouvons-nous pas les résultats d'une culture toute spéciale qui ne correspond pas seulement à une éducation, mais bien à une évolution atavique, moléculaire, en même temps qu'intellectuelle ?

Et peu à peu le transformisme partiel ne se généralise-t-il pas par une sorte de sélection indéniable qui se manifeste de toutes les façons, soit en science, soit en philosophie ?

Cent fois, mille fois peut-être, le plasma initial a subi des arrêts, comme notre évolution intellectuelle en a subi.

La dernière de ces stases se produisit dans l'ancienne Rome. Les Chinois ont aussi subi la dépression du recul. Qu'adviendra-t-il de nous ?

Il est donc indéniable que le facteur hypothétique *via* qui préside aux affinités supérieures est retardé dans sa complète évolution, mais qu'il est une partie intégrante de nos attaches vitales ; qu'il est d'essence humaine, c'est-à-dire qu'il n'agit en réalité que sur l'immatérialité des êtres, et en raison directe de leurs affinités respectives ou de leur puissance d'évolution acquise, en tant que réceptivité morale, s'il est permis de transformer ainsi la genèse divine !

N'est-ce pas pour résumer la vie en la seule matérialité, en animant strictement la matière par les forces internes, que nous avons laissé le vieux

monde dans l'état actuel, où l'hérésie met un frein
à nos progrès?

Sans vouloir faire le procès de la routine sur ce
considérant, il nous est permis, à nous qui luttons pour le triomphe de certaines attestations,
de dénoncer hautement les tendances matérialistes qu'on oppose à notre avènement définitif
comme application de méthode.

Dès qu'un savant cherche à franchir le domaine
de l'au delà, il est arrêté, conspué, bafoué et mis
à l'index. Ce n'est, pour ainsi dire, qu'en cachette
qu'il travaille.

L'exercice de la médeciné a servi de point de
départ à cet étouffement de l'effort. Il est désormais interdit aux spiritualistes de chercher, d'étudier et de fouiller dans l'infini des impondérabi-
lités.

Et, cependant, Mesmer en 1780 a découvert les
lois du magnétisme animal.

Et Mesmer n'était pas médecin. Que nous soyons
une phalange de praticiens, de professeurs, de
savants même, la chose est possible, elle est
même certaine, tout nous le prouve. Quant à recevoir avec le diplôme la consécration du génie
qui découvre ou qui crée, il ne faut pas y compter. De même que les inventeurs ne sont pas toujours ingénieurs, de même aussi les découvertes
du domaine transcendant des sciences abstraites
n'ont pas souvent des docteurs pour héros.

Nous nous heurterions à trop d'intérêts matériels en soutenant trop longtemps cette thèse; il
ne nous appartient pas non plus de réclamer

l'abrogation des lois. Nous ne pouvons que jeter un regret aux libertés atrophiées du travail auxiliaire ; le magnétisme est mort sous les coups de la loi protectrice des intérêts professionnels. C'est à nous, électriciens modernes, de reprendre la tâche et de faire progresser cette science quand il nous sera possible d'en étudier pratiquement les effets. En attendant, chacun de nous est obligé de s'en tenir à l'exercice pur et simple des choses apprises. Les uns comme praticiens, les autres comme auteurs écrivains, les plus distingués comme professeurs. C'est aux chimistes que l'on demande les innovations qui, du reste, sont toutes du domaine du laboratoire et de celui de la matérialité.

En dernier lieu, les pratiques géniales des idéalistes, des magnétiseurs, ont été l'objet d'un examen sérieux par des maîtres en notre art, qui ont été surpris et même enthousiasmés par la production des phénomènes. Ils se sont bornés, à la Salpêtrière comme à Nancy, à les examiner ; puis tout est rentré dans le néant de l'oubli, avec, pour toute récompense, la loi nouvelle qui défend aux chercheurs de continuer leur travaux.

Ce qui est acquis reste acquis ; mais l'arrêt est maintenant complet : cette science n'évoluera plus pendant des années, peut-être des siècles ! Qui sait si elle ne nous eût pas fourni l'explication définitive de notre facteur *via* ?

Nous en restons donc à l'hypothèse ; aussi bien ferons-nous, car cette partie de l'immatérialité qui nous échappe ne doit pas être tangible, et sa reconstitution est sans doute tout aussi problématique. Cependant, dans le domaine des impulsions cérébrales, nous avions observé et reconnu que les phénomènes de suggestion appartenaient bien à une affinité tout immatérielle, et qui n'est pas exempte de ces facteurs inconnus que nous soupçonnons et que nous supposons dans notre appréciation *via !*

Chaque fois que nous trouverons une analogie quelconque entre les puissances vitales et cette abstraction, nous la signalerons. Ce sont souvent les lacunes signalées qui appellent les ouvriers de génie et qui activent l'évolution de la science, dont le devoir est de les combler !

Dans notre pratique journalière, nous avons trouvé beaucoup de sujets dignes de l'observation toute spécial du *via*. Ces malades étaient pour la plupart des incompris ou des incompréhensibles.

Il nous disaient de grosses vérités que nous pouvions aisément contrôler. Les uns étaient sceptiques parce qu'ils n'avaient jamais trouvé qu'un mot chez leur médecin pour expliquer leur état maladif : *nerfs.*

D'autres, plus récents ! neurasthéniques ! Heureux encore quand on ne les nommait pas imaginaires ou fous !

Toujours la matière, jamais l'immatériel, qui cependant joue son rôle le plus important dans l'équilibre des vitalités !

Pathologie générale.

Nous allons entrer de suite dans la pratique, afin de jeter une note concise sur ces travaux. La théorie démontrée est moins aride et s'explique d'elle-même par les faits.

Voici, une jeune fille de dix-neuf ans.

L'affection de la malade est mal définie : les troubles sont de ceux qui peuvent donner raison à toutes les opinions du diagnostic. Mais, en fait, voici les symptômes :

Jusqu'à l'âge de seize ans, Maria L. s'est bien portée, elle a été réglée à quatorze ans ; sortie de l'école avec son certificat d'études, elle a appris le métier de couturière, y est devenue habile et même distinguée comme première coupeuse, remplaçant au besoin la maîtresse de la maison de couture lorsqu'elle était malade ou absente. Elle parlait à la clientèle, qui avait une réelle sympathie pour la jeune ouvrière de dix-huit ans.

Puis, tout à coup, sans motif appréciable, sans que rien pût donner la moindre crainte, la jeune fille tomba dans un mutisme obstiné, s'amaigrit, puis eût des troubles généraux si multiples, qu'on peut dire qu'elle a passé par tous les symptômes diathésiques nerveux connus.

Chorée, épilepsie, danse de Saint-Guy, hystérie, paralysie totale, état hypnotique, léthargique, plaies hystériques, anorexie systématique par refus et dégoût, délire, etc.

Le mal a débuté en juillet 1894. Les parents, ne

voyant pas leur fille sortir de sa chambre, la cru-
rent malade et, entre-bâillant sa porte, la trouvè-
rent endormie profondément.

À midi, ils se résolurent à l'appeler. La veille au
soir, elle avait été se coucher de bonne heure, se
disant fatiguée. Mais il leur fut impossible, à dater
de ce moment, de tirer une seule parole de l'enfant, et tous les autres symptômes parus et dis-
parus n'ont pas apporté de changement à ce mutisme. Même dans le délire, la malade ne parlait
pas. Elle prenait des poses indiquant l'état de sa
pensée, ses terreurs, ses effrois subits, puis ses
sentiments religieux, ses sympathies, ses ten-
dresses, etc.

On rechercha dans sa vie si calme et si tranquille d'honnête ouvrière, et rien ne put amener
le moindre indice propre à faire croire à un choc
quelconque. Examinée, elle fut reconnue vierge ;
quant aux antécédents, ils sont absolument bons.
Aucune maladie sérieuse dans les ascendants, le
père et la mère de Maria L., sont des gens bien
portants, mais dans un chagrin que vous com-
prendrez quand je vous aurai dit que cette jeune
personne est leur unique enfant et qu'elle les
aimait autant qu'ils l'aimaient eux-mêmes.

Les traitements suivis sont ceux employés
généralement par la médecine officielle.

D'abord on crut à de l'hystérie, puis à des
troubles mentaux. Enfin, après avoir subi un à un
tous les symptômes et les avoir traités un à un, on
a épuisé la gamme et envoyé la malade à la campagne. Elle est restée un mois chez des parents

en province, buvant de force, à l'aide d'une sonde œsophagienne, du lait très pur et très bon, vivant en plein air le plus possible ; et on l'a ramenée parce que de jour en jour elle dépérissait davantage.

Nous avons trouvé de suite une augmentation du potentiel : c'est la première des constatations à faire.

A l'échelle biométrique nous trouvons 2,59. Et je ferai remarquer que nous n'avons pas une mesure complète, la malade ne donnant pas le temps de fixer l'échelle : elle gesticule.

En continuant à observer, la déviation s'accentue, nous avons 3,02 ; c'est probant.

Écrivons : Potentiel maximum 3,02.

Pendant ce temps, un aide, avec l'échelle biométrique, prend et le mieux qu'il peut ses dispositions pour avoir un potentiel nouveau.

La malade a bien supporté les instillations électriques.

On laisse courir l'aiguille, sans la perdre de vue, afin d'avoir le maximum. Elle ne dépasse pas la 2e division, mais elle est immuable. Potentiel, 2,03. Nous avons diminué le potentiel de 3,02 à 2,03. C'est probant cette fois encore, car il a suffi de cinq minutes d'un effort électrique pour rétablir momentanément les échanges.

Nous savons que cette affection nerveuse est une de celles qui augmentent le potentiel avec une énergie très grande, mais aisément vaincue par l'électricité. Cependant, nous ne devons pas augurer de ces faits qu'il faut se borner à électriser la malade.

Nous la soumettrons à un traitement d'étude qui débutera par des applications métallothérapiques, et nous suivrons chaque jour les effets présentés. Dans quatre ou cinq jours nous aurons l'indication complète de la marche à suivre. La guérison sera prompte; avant huit jours, cette enfant parlera; le reste sera une question de soins hygiéniques et de nutrition.

Nous avons tenu surtout à prouver que l'état pathologique amenait constamment une augmentation du potentiel vital.

Et maintenant on reconnaît que l'augmentation ne peut être considérée que comme l'effort de la nature pour lutter contre le mal.

N'est-ce pas ce qui se passe dans la famille où un enfant tombe malade ?

La mère ne quitte pas son chevet, et, tout le temps que dure la maladie, les soins sont en permanence, les ressources s'usent, les forces maternelles s'épuisent... tout comme dans l'organisme du malade. Le potentiel est en excès, mais les échanges se font mal, les réserves s'épuisent et ne se renouvellent pas... Si cela dure trop, la guérison arrive, mais la mort survient quand même par suite de l'épuisement des ressources vitales, des cellules migratrices, autrement dites.

Nous avons fait cette constatation parce que Maria L. est la première malade que nous ayons sous la main.

Nous n'aurons point à nous assurer du fait dans la pratique ; car il n'est qu'un point d'élucidation de notre théorie, point que nous devions étudier.

Voici un homme qui nous est envoyé par un confrère.

Il est atteint d'une affection locale. Cet homme a quarante-huit ans. Le diagnostic du médecin porte : Rétrécissement de l'œsophage. Le malade dit que c'est nerveux. Le médecin croit à une lésion ou à une affection carcinomateuse. Nous n'allons voir pour l'instant qu'un cas pathologique et chercher le potentiel.

Cet homme ne mange pas depuis deux mois. On le nourrit à la sonde avec de l'eau albumineuse.

A l'échelle bio-vitale :

Il est facile de se rendre compte avec ce sujet qui est docile : d'un seul coup le maximum est obtenu. Nous avons 3,27.

Si le médecin a raison, nous n'allons rien obtenir. Si c'est le malade, nous allons faire baisser le potentiel dans des conditions exceptionnelles.

Faisons au niveau vertébral correspondant au point rétréci une instillation électrique, pendant que nous allons fixer un électro-aimant de k. 2,20 sur le rétrécissement, c'est-à-dire à son niveau, qui est à 17 centimètres de l'orifice dans le cas présent.

Le malade se trouve mieux ; il a en ce moment la déglutition absolument parfaite.

On lui donne un verre d'eau qu'il boit : il se trouve très bien momentanément.

Pour ne pas perdre un instant, nous le mesurons à l'échelle bio-vitale qui donne : 3,27. Toujours !

Allons, le médecin ne s'est pas trompé. Nous ne faisons pas baisser le potentiel, et ce que nous avons obtenu n'était que momentané. Le malade essaye alors de boire un peu d'eau. — Impossible. Le médecin avait raison, mais le potentiel ne nous a pas trompé non plus, il y a lutte constante; mais nous allons renouveler l'expérience. Nous allons voir baisser le potentiel pendant les soins, qui ne guérissent certainement pas ce cas, mais qui arrivent auxiliairement à soulager les ambiances fluidiques.

Plaçons l'aimant et instillons à son niveau sur la colonne vertébrale.

Nous constatons à l'échelle : Potentiel 3,07. Nous allons retirer l'aimant, et le potentiel descendra. L'aimant est enlevé : nous sommes descendus à 2,44 ; puis encore, à 2,20 à 2,09. Il se maintient là ; il y a encore une petite augmentation, mais elle est si légère, qu'il faut s'en prendre à l'appareil qui fonctionne et rayonne malgré l'isolement.

Enfin, nous venons de voir deux fois de suite, dans deux cas absolument quelconques, que nous n'avons pas choisis, et nous pourrions, je le répète, multiplier à l'infini les expériences sur les malades les plus divers, même sur les imaginaires ; et nous verrions se produire devant nous l'augmentation du potentiel. Tandis que chez aucun de nous, nous ne constaterons semblable chose.

Si moi-même je me prête à l'expérience, l'aiguille donne : 2,00, puis elle ne bouge plus.

Si je pouvais avoir instantanément un accès de fièvre passager, n'augmentât-il ma température normale que d'une division, on verrait l'aiguille monter d'une ou deux divisions de suite.

Ce serait peu, assurément, mais en tout cas le potentiel hausserait.

Cette expérience, qui émerveille, n'est cependant qu'un bien faible pas dans l'avenir de cette grande et belle science qui réserve de grandes joies à ceux qui lui consacrent leur vie entière.

Bientôt peut-être, — je n'ose dire que nous le verrons, mais, du moins, je l'espère et le désire du fond de mon cœur, — l'échelle biométrique nous donnera, comme l'oracle de la mythologie, mais d'une façon précise, le diagnostic certain, infaillible, comme doit le faire le destin, s'il existe toutefois.

Pour l'instant, contentons-nous de constater que nous avons arraché à la grande nature un de ses secrets les plus mystérieux.

Nous lui demandons si elle est là, mère compatissante, luttant pour sauver la santé de son enfant, et de suite elle nous répond oui ou non, tout en nous donnant une mesure appréciable de son effort, c'est-à-dire du degré d'énergie réclamé par le mal qu'elle combat.

Notre pathologie embrasse deux questions principales. La première, d'ordre purement physiologique, est celle du diagnostic. C'est la question courante, commune à toutes les méthodes.

Le diagnostic est l'établissement de l'état dans lequel se trouve le malade. Il ne se borne pas seulement à le dire atteint d'une maladie quelconque en la nommant. Non, il généralise l'étude à tous les organes qui ont pu, par propagation ou par suite d'une fatigue née de l'état morbide,

souffrir et se léser. Le diagnostic est une instruc-
tion judiciaire contre le mal. Il ne faut pas
craindre de fouiller, de remuer, d'examiner et
surtout de se défier de soi-même, faire bon marché de son amour-propre et de la petite vanité à
laquelle nous sommes tous un peu enclins.

C'est souvent un brave domestique présent à
l'examen médical de son maître malade, qui nous
donnera la plus sérieuse causalité. Ne refusons
rien, écoutons, regardons, pensons, réfléchissons
et cherchons toujours. Quiconque suit cette voie
sera toujours un excellent médecin ; car le diagnostic ne lui échappera pas longtemps. Et le
diagnostic est sans contredit la clé indispensable pour arriver au but. Le cas nous est offert
par un jeune garçon de seize ans que nous
allons examiner au double point de vue de la
médecine et des ressources vitales.

Le malade se plaint de rhumatismes articulaires.
Il a depuis deux ans des crises intermittentes avec
fièvre.

Le faciès est pâle, les muqueuses des yeux
sont décolorées. La musculature chétive, il est
grand et affaibli. Son appétit laisse à désirer,
son estomac est dilaté. Au cœur : nous constatons
de l'hypertrophie, puis un souffle caractéristique
à la pointe et au premier temps.

Le potentiel est exagéré sans doute. Constatons-
le. Oui, il donne 3,05. La lutte est vive. Voyons
les antécédents. Père mort à trente-six ans d'une
maladie du cœur. Grand-père paternel mort également de cette même affection. Une sœur du père

a eu le même sort. Nous avons affaire à une hérédité morbide.

Cherchons encore en questionnant le malade, et résumons.

Il se nomme Alfred B., il est né en 1878, ses parents paternels sont morts de maladies du cœur. Il a été mis en apprentissage à l'âge de quatorze ans chez un serrurier-mécanicien. Tant qu'il a travaillé dans l'atelier tout allait à peu près ; mais il a été pris de froid en travaillant l'hiver dans un chantier humide, à la pluie très souvent.

Comme nourriture, l'ordinaire laisse à désirer ; il n'a pas eu les soins que nécessitait son état. Nous nous trouvons en présence d'une hérédité qui s'est aggravée de misère physiologique. L'état moral est aussi triste, car il ne veut pas entrer à l'hôpital, dit-il, et ne peut rester longtemps à la charge de sa mère. Encore une aggravation à l'état général, qui se complique, cette fois, d'une matérialité terrible.

Nous devons tenir compte de tout cela ; sinon nous aurons des facteurs incomplets. Il faut donc, pour agir en sécurité, ménager tous ces points et y remédier.

Le premier de tous nos devoirs est de nous assurer la quiétude morale de ce jeune malade. Nos remèdes agiront mieux. Nous allons prier Alfred B. de nous amener sa mère, puis nous dirons à tous deux ce que nous pensons de la cure, les sacrifices qu'il leur faudra faire comme temps et comme nourriture et soins. Une fois le thème posé et compris, l'espérance revenue, nous agirons en toute quiétude et obtiendrons le résultat très promptement.

Mais supposons un instant que nous n'ayons pas pris ces précautions. Qu'adviendrait-il ? Sous la mauvaise influence du désespoir, du dégoût de la situation faite par le mal qui prive de travail, c'est-à-dire de gain, ce garçon, sans cesse tourmenté moralement, ne guérirait pas, et son état s'empirerait : car, ainsi que nous l'avons vu, les échanges sont sous l'influence directe de l'état moral, plus encore que l'économie physiologique.

Soignons donc autant l'esprit que la matière, et n'oublions jamais qu'une parole aimable est un secours plus puissant parfois qu'un remède savant.

La théorie du vitalisme est tout entière dans cette explication ; soutenons d'abord la volonté du malade en agissant sur l'état moral. A cela je pourrais ajouter qu'il faut au médecin de grandes qualités et une science spéciale qu'on n'enseigne pas ordinairement dans les écoles ni dans les facultés. C'est l'amour de notre art qui la donne ; car le besoin est là pour stimuler et exciter le devoir.

Nos moyens d'action, pour si importants qu'ils soient, ont toujours besoin d'auxiliaire ; ne refusons jamais celui qui se présente à nous, et employons toutes les ressources que nous puiserons dans notre volonté et dans notre dévouement envers ceux qui ont recours à nous pour guérir leurs souffrances.

Comment reconnaître le traitement approprié aux diverses affections.

Avant d'établir une règle immuable, il est bon de jeter un coup d'œil sur les lois physiologiques à respecter.

Tout d'abord, nous devons demander au malade de nous renseigner sur lui-même. Notre examen, neuf fois sur dix, sauf pour des cas aigus, ne nous apprendrait rien de plus, et cela est tellement vrai, que nous guérissons tout aussi bien les malades par correspondance, qu'en les traitant directement au cabinet de consultation. Nous ne nous occuperons que des cas chroniques pour l'instant, car c'est de ceux-là qu'il s'agit pour notre pratique. Nous verrons plus tard pour les affections aiguës que le *modus faciendi* se trouve absolument simplifié.

Donc, nous sommes en présence d'un malade atteint d'affection chronique.

Il importe de savoir avant tout quels sont les désordres causés par la maladie au moment où nous allons agir.

Pour cela, nous demanderons des renseignements sur la date d'invasion du mal. Les réponses ne seront pas toujours exactes et auront une tendance à rapprocher cette date : car les malades ne se souviennent guère que du moment précis où ils ont été alités, ou tout au moins arrêtés dans leurs occupations, par les symptômes de leur maladie.

Il est donc utile de ne pas attacher une importance absolue à la date donnée comme apparition des prodromes et de supposer une antériorité de quelques années, si surtout l'âge du malade le permet.

Les diathèses évolutoires sont peu fréquentes avant l'âge de trente-trois ans ; elles sont nombreuses après quarante ans. C'est donc surtout à cette dernière période d'âge qu'il faut insister pour obtenir le plus de faits possibles.

L'examen des symptômes décrits doit donner aux physiologistes la clé exacte de la situation.

Les fonctions ralenties ouvrent un horizon nouveau sur la façon dont la nutrition, dont l'élimination, dont l'assimilation se produisent. Joignez à tout cela le temps depuis lequel les organes sont surmenés par la diathèse, voilà une approximation des désordres produits et de l'état morbide général. Comparons ensuite avec les données biogéniques le vitalisme qui a subi des évolutions de potentiel, un ralentissement des échanges et une diminution relative de résistance, et nous obtiendrons un diagnostic à peu près sérieux nous permettant d'établir un traitement sûr.

J'ai tracé, à l'aide de grandes lignes, un exposé de cette science qui n'est autre que le résumé de la pathologie ordinaire joint à nos connaissances du vitalisme, afin d'indiquer la voie à suivre.

Pour mieux raisonner la question, je prends, comme au hasard d'un examen, une lettre d'un malade de province qui s'adresse à nous pour une consultation.

Nous allons établir le diagnostic de ce correspondant de la *Médecine Nouvelle*.

« Monsieur le Docteur,

« Je suis atteint de dilatation d'estomac depuis cinq ans. J'en ai quarante-deux. Mes repas commencent bien et finissent mal. Dès que j'ai mangé, j'étouffe ; cela dure deux heures, puis la dyspepsie passe à l'intestin, et je reste ballonné jusqu'au soir.

« Si j'ai le malheur de manger autre chose qu'un peu de potage, ma nuit est perdue.

« Alors je me tourne et me retourne dans mon lit jusqu'au matin, moment où le sommeil me prend et m'assomme, pour ainsi dire, jusqu'à dix heures.

« Il me serait très pénible de quitter mon lit avant ce moment ; et la chose s'explique, puisque je n'ai pas plus de quatre heures de sommeil par nuit.

« En fait de symptômes, douleurs violentes dans le dos, sur les trajets intercostaux, dans les lombes ; vertiges fréquents, et, comme impression morale, tristesse et besoin de solitude.

« Les traitements suivis ont été :

« Le régime sous toutes ses formes, sec, puis semi-liquide, enfin des purées ; le lait coupé d'eau de Vichy. Ce dernier régime m'a presque jeté par terre, sans force aucune.

« Je suis maintenant au régime du bon vouloir, souffrant de tout et pour tout. J'ai pris toutes les drogues du codex, étant pharmacien ; vous pensez que je n'ai rien laissé à prendre de ce qui peut donner un espoir.

« Je pèse 78 kilos et ma taille est de 1^m,80. Je ne suis pas gras, comme vous le voyez. Dites-moi si vous pouvez quelque chose pour moi, et croyez à ma reconnaissance.

« Ed. Bl. »

Voilà des explications bien nettes, qui ne nous laissent rien à désirer. Ce malade est un dyspeptique chez lequel la production des gaz a produit de la dilatation stomacale, puis, par propagation, de la dilatation intestinale.

Il s'ensuit une difficulté matérielle de la digestion. Cette fonction n'a lieu que par la dissolution des aliments, que l'excès de sécrétion des glandes stomacales et de la bile font seules, sans que la poche de l'estomac soit employée, puisqu'elle est paralysée par la distension des gaz.

Le malade s'affaiblit ; et, si l'on ne remédie pas à cette affection, les troubles organiques vont se succéder très rapidement. Après l'estomac et l'intestin, le foie, puis le cœur, les poumons, les reins, vont se mettre de la partie.

Il ne nous parle pas de son urine ; c'est que les désordres ne sont pas encore graves, bien qu'il y ait une très grande fatigue générale, causée aussi par la privation de sommeil.

S'il nous était donné de mesurer le potentiel de M. Bl., nous trouverions sûrement une grande augmentation ; mais, dès qu'il aurait éprouvé une nouvelle manifestation symptomatique, par suite de la propagation du mal à un nouvel organe, le potentiel atteindrait très vite le maximum.

Ce sont toujours ces fatigues organiques qui finissent par amener des diathèses graves et du ralentissement de la nutrution.

Le mal de Bright, le plus souvent, ne reconnaît pas d'autre cause.

Nous avons à traiter, dans ce cas, une affection purement locale; nous ne chercherons pas à augmenter les échanges vitaux, ni à modérer le potentiel vital.

Tous nos efforts doivent tenter à tonifier les organes de la digestion, et nous allons y parvenir en très peu de temps.

Le régime que nous emploierons sera surtout en rapport avec les besoins de la nutrition, sans pour cela laisser l'estomac au repos complet, comme on avait essayé de le faire par le régime lacté.

Commençons par l'aliment le plus simple et le plus complet: les œufs à la coque très peu cuits, puis du bouillon très fort à prendre froid. Nous donnerons du poisson grillé, des jus de viande de bœuf, le tout très fréquemment; pendant ce temps-là, nous ferons la nuit des applications dynamodermiques sur le trajet vertébral, sur l'estomac, sur le foie et sur l'intestin. Pendant que les organes se tonifieront la nuit, nous ferons faire le jour, pour ramener l'estomac aux proportions normales et pour lui rendre les mouvements péristaltiques, deux applications gastromyogéniques d'une durée de cinq minutes chacune, après les deux principaux repas.

Dès les premiers jours de ces soins, notre malade éprouvera un mieux réel, qui s'accentuera jusqu'à la guérison, laquelle ne saurait demander plus d'un mois, ainsi que nous l'ont prouvé les traitements faits dans des cas semblables.

Mais dans cette fatigue organique il y a surtout une amélioration de l'activité vitale.

Comment remédier à cette surélévation du potentiel, et comment en faire baisser le degré, puisque nous ne connaissons que deux des facteurs qui composent le fluide vital?

C'est là que nous entrons dans le domaine de notre pratique; c'est le secret de notre thérapeutique, secret que nous divulguons depuis un siècle, depuis que les électrothérapeutes, nos devanciers, ont pour la première fois exposé la question et fait faire les premiers pas à cette grande science, que nous avons pris pour mission de continuer et d'appliquer.

Nous avons vu que la vie s'entretenait par les échanges successifs qui métamorphosaient l'être lui-même en un certain temps. Les physiologistes prétendent qu'en sept années il ne reste plus une seule cellule ancienne de nous. Nous avons appris que le potentiel vital était en raison directe de ces échanges et de la résistance vitale; mais il nous reste à voir et à expliquer comment la vie elle-même se manifeste dans l'être, comment elle s'y maintient et comment elle le quitte.

La philosophie indoue prétend que la vie se

manifeste dans l'être comme le flot de l'Océan
manifeste son mouvement, c'est-à-dire par un retrait et par un attrait.

Les auteurs qui ont décrit ce phénomène pour
en donner une explication se rapportant au vitalisme, prétendent, eux aussi, que le fluide vital
est composé : 1° d'*attraction*, 2° de *répulsion;* que
ces deux forces, tout en n'étant pas tangibles,
sont accessibles à notre investigation.

Naturellement, ces auteurs font ressortir que
l'*attraction* est la meilleure des deux forces, tandis que la *répulsion* serait la synthèse des morbidités ; quant à l'état maladif de l'être, nous ne
suivrons pas les auteurs dans cette voie. Nous
préférerions de beaucoup créer une théorie répondant à l'impression et suivant la marche ordinaire de la nature, dans tout ce qui est soumis aux
lois évolutives du mouvement, de l'énergie et de
la passivité dans le mouvement. Ce qui ne serait
en réalité qu'une conséquence de l'évolution
vitale ne pourrait être soumis aux lois du vitalisme, qui a pour mission stricte de lutter contre
le néant, ou contre l'anéantissement de la vie.

Même en y comprenant les lois de transformation, nous ne parviendrions pas à supporter
l'idée que deux forces vitales essentielles aient
pour mission de se polariser l'une par l'autre
pour amener la mort. C'est ce besoin d'explication
qui a produit la théorie de *répulsion* et d'*attraction*, que nous n'acceptons pas en tant qu'é-
lectro et métallothérapeute, parce que tout nous
prouve que ces deux forces sont condensées en

une seule n'étant pas susceptibles d'être divisées dans l'être.

Il ne peut y avoir dans la nature que des forces s'équilibrant sur un même point, et non pas, comme le prétendent certaines théories, une divisibilité dans le dynamisme. C'est ainsi que la fantaisie du penseur qui a cru voir, ou mieux, qui a cru pouvoir expliquer, par des phénomènes d'attraction et des phénomènes de répulsion, l'action du vitalisme sur l'aiguille bio-vitale, a expliqué le potentiel des échanges et le potentiel vital, sans se préoccuper de la *résistance*, qui est une force médiane et constante de l'être. Or cette force ressemble assez au point d'appui, c'est-à-dire à l'axe dynamique qui servirait de point de départ au levier et qui, semblable au support du plateau de la balance, renverrait en équilibre le plateau opposé.

L'expérience a donc été faite dans des conditions défectueuses ; sans quoi l'erreur que je signale n'aurait pu se produire sans échapper au contrôle d'une théorie scrupuleuse.

Il était indispensable d'insister sur ce point ; il ne saurait y avoir deux théories du vitalisme ; nous faisons la part du domaine mystique, plus qu'aucun occultiste, puisque nous admettons et que nous constatons même l'influence astrale. Néanmoins, notre itinéraire scientifique n'est pas désigné pour les choses de l'âme, et force nous est de ramener nos théories à l'art strict de la médecine.

L'hypothèse idéale serait certes plus agréable

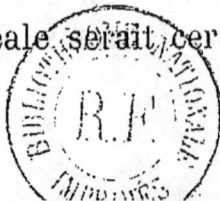

au philosophe, si l'humanité ne réclamait impérieusement les secours de la pratique.

Nous trouverons assez en chemin de matériaux idéalistes, en poursuivant notre œuvre, sans rechercher ces derniers.

Influence de l'électro et de la métallothérapie sur l'être.

Nous voici arrivés à l'explication de nos moyens.

Reprenons le point de départ : *le dynamisme vital*.

Nous le trouvons, ce dynamisme vital, composé de deux parties connues et d'une inconnue. Les deux parties connues sont : 1° *l'Électricité* ; 2° *le Magnétisme*.

Or, nous avons pour facteurs de notre méthode : 1° l'Électrothérapie, c'est-à-dire l'Électricité ; 2° le Magnétisme ou Métallothérapie, qui répond comme action directe et continue au magnétisme.

Ici, et pour l'explication de la loi du magnétisme animal, ouvrons une parenthèse : j'ai dit magnétisme animal, parce qu'il ne s'agit, après tout, que de l'influence du magnétisme proprement dit sur la matière.

Quant au magnétisme humain, c'est-à-dire celui qui est constitué par le fluide vital, par le potentiel proprement dit, mis au service d'une volonté, nous n'avons pas à nous en occuper pour l'instant. Nous considérons simplement l'action magnétique sur la matière animée, sur les organes physiologiques proprement dits, sur le cœur, la moelle épinière, les nerfs, les artères, les veines, les tendons, les muscles, la peau, etc., en un mot, sur le corps humain en tant que fonctions vitales.

Il est donc absolument établi par cette donnée que notre méthode ne saurait agir suggestivement ni avoir aucune influence sur l'intellect, c'est-à-dire l'esprit des malades, en tant qu'action magnétique ?

Donc, nous allons entrer dans le domaine d'une science exacte, qui pourra être contrôlée autant par les résultats obtenus par ses applications, que par l'exposé et la discussion de ses théories.

Ceci bien établi, fermons la parenthèse, et entrons *de plano* dans le sujet.

Le fluide vital est l'agent dynamique qui préside aux fonctions générales de l'être. C'est lui qui entretient la cellule, qui l'échange, qui lui donne la vie, en un mot.

La dépression organique, cause des symptômes morbides, n'est donc pas autre chose qu'une dérivation de ce fluide, qui, comme nous l'avons vu, se porte en excès au secours d'un déséquilibre, c'est-à-dire d'une lésion ou d'une morbidité de l'organisme général.

Or, si nous passons en revue les phénomènes qui s'attachent aux diagnostics, c'est-à-dire aux différents états pathologiques, nous trouvons ou une insuffisance ou un excès fonctionnels.

Toute la pathologie est dans ces deux mots : excès ou raréfaction.

Il n'est pas une seule maladie qui puisse échapper à cette règle générale. Il est donc inutile de passer en revue tous les cas morbides; quelques exemples suffiront :

Le rhumatisme, la goutte, le diabète, l'albuminurie, l'eczéma sont des maladies qui ont pour cause *un ralentissement de la nutrition.*

Les névroses générales ont pour cause une hyperesthésie ou excès de sensibilité qu'exaspère et entretient un excès de vitalisme localisé.

L'ataxie, les myélites, pyélites, toutes les affections médullaires, ont les mêmes facteurs d'hyperexcitabilité.

Certaines maladies organiques du cœur, du foie, des reins, de l'estomac, de l'intestin, de la vessie, sont causées par un excès ou par une diminution de vitalisme fonctionnel, qui, d'une façon ou d'une autre, rompt l'équilibre général du dynamisme et entraîne les désordres qui marqueront la série pathologique qu'il serait trop long d'énumérer ici.

Nous avons vu que le potentiel du dynamisme se trouvait augmenté par l'état pathologique, c'està-dire par la maladie; or cette augmentation, nous avons pu en déterminer la cause et établir qu'elle était le résultat de la lutte contre le mal.

Dans la plupart des cas, cette augmentation de potentiel, cette lutte de la nature, suffit pour triompher de la maladie. C'est ce que nous avons nommé les cas aigus.

Il n'est pas rare, en effet, de voir des malades guérir spontanément, c'est-à-dire grâce à leurs ressources vitales.

Les plus communes de ces guérisons se trouvent dans presque tous les cas, sauf dans ceux qui offrent un caractère spécial d'hérédité, ou qui éclatent après une longue incubation sur un terrain rendu propice à leur évolution par l'affaissement vital trop prolongé.

Il est à remarquer, aussi, que l'évolution de l'enfant, c'est-à-dire son potentiel vital, est plus promptement augmentée par n'importe quelle affection, — j'appelle l'attention sur ce fait caractéristique des efforts de la nature qui triomphent si promptement des désordres de l'enfance. — Il est à remarquer, dis-je, que chez l'enfant le potentiel semble se doubler pour la moindre cause. Eh bien! la question du potentiel infantile répond à une affinité que nous pourrions, sans inconvénient, et sans craindre l'erreur, soutenir être du domaine du facteur *via*.

N'avons-nous pas toutes les preuves que l'évolution des hérédités morbides ne se manifeste qu'au moment où, la croissance étant absolue et complète, l'augmentation du facteur de la nature si spécial à l'enfance cesse brusquement?

Ne voyons-nous pas tous les jours des jeunes gens, filles et garçons, mourir presque spontanément, sans causes sérieuses? Ces terribles phénomènes coïncident donc absolument avec le retrait des forces actives de la nature, retrait qui rompt brusquement l'équilibre vital, en ce sens que le potentiel ne peut trouver dans les échanges les éléments de la résistance vitale.

Et, pour appuyer cette thèse, ne voyons-nous

pas trop souvent, hélas! éclater la terrible tuberculose de dix-huit à trente ans? Nous sommes seul
aujourd'hui à soutenir la théorie des terrains de
culture et à nous élever contre les bouillons de
culture, ou mieux contre cette religion des contages, qui nous fournit elle-même des preuves de
son innocuité sur des tempéraments vraiment
solides et sains.

Je tenais à rappeler l'influence dynamique de
l'égide évolutoire de la nature chez l'enfant, de
l'égide maternelle de cette puissante nature si
pleine de touchante sollicitude, pour dire encore
une fois : l'enfant est aisé à guérir; il suffit de ne
pas contrarier l'effort de la nature et d'agir dans
son sens, pour guérir le petit malade.

On ne devrait jamais perdre un enfant si cette
loi de nature était respectée dans tous ses détails.

Mais revenons à l'action de la métallothérapie
sur l'être, et avant tout sur l'être sain et bien en
équilibre, c'est-à-dire en santé.

Pour cela, nous allons prendre un sujet quelconque, le premier venu, dont nous allons au
préalable mesurer exactement le potentiel.

Un homme de vingt-six ans bien portant donne
2,07 à l'échelle bio-vitale.

Nous allons fixer deux plaques dynamodermiques sur la région cardiaque : une à la base,
l'autre au sommet, puis cinq sur le trajet vertébral et une huitième sur le creux gastrique.

Ce qui fait un appel direct à tout le système
nerveux, ainsi qu'à la circulation, avec un équilibre spécial pour le foie; car la plaque fixée sur

l'estomac aura une action absolument directe sur la grande circulation.

Si l'on mesure après dix minutes d'application, les plaques étant toujours fixées, on observera un potentiel de 2,02, soit une baisse de 0,05.

Notre sujet a un potentiel relativement élevé; sans quoi nous n'aurions pas constaté autant de baisse, mais seulement deux ou trois divisions au plus.

Que s'est-il produit dans le fluide vital par l'application de ces huit plaques dynamodermiques ?

1° Un appel de sang aux points de contact. Sous chacune des plaques nous trouvons une très légère rubéfaction.

2° Une influence électromagnétique; je dis électromagnétique parce que l'électricité ne peut être niée, si infime que soit sa quotité relativement à l'abondance du magnétisme.

Il est bien certain que le peu d'électricité qui se dégage du contact, est l'élément déterminant du potentiel électrique qui sert à dégager et à faire pénétrer dans l'économie le fluide magnétique, si abondant, de chacun des petits appareils.

Interrogé, le sujet éprouve une douce sensation de chaleur aux points de contact, et se laisserait très volontiers aller au sommeil.

En résumé, il est très à son aise et sent absolument une force indéniable qui calme son système nerveux, sans toutefois le fatiguer.

L'expérience peut maintenant continuer sur ce que je disais relativement au foie. Découvrons-le et remarquons que, sous la plaque de l'estomac, la rubéfaction est la même qu'au niveau du foie, où nous n'avions pas fixé de plaque.

L'action métallothérapique a fait baisser le potentiel vital; cherchons à quel profit cette diminution a pu être employée dans le vitalisme du sujet.

Pour cela, nous allons reprendre à l'échelle biovitale le potentiel de notre sujet, qui n'est plus sous l'influence de la métallothérapie. En mesurant, nous trouvons :

Potentiel, 2,09. Voilà donc une augmentation, légère, convenons-en, mais du moins très appréciable.

Vingt minutes ont suffi pour nous donner cette augmentation. Si le sujet eût gardé les plaques dix heures, le phénomène eût duré tout ce temps.

Eh bien! pendant l'action métallothérapique, le fait suivant s'est produit :

Les échanges vitaux, c'est-à-dire la somme de potentiel vital destinée à l'évolution, à la formation des cellules migratrices, ont pris une plus large part de fluide ; la résistance vitale elle-même s'est augmentée d'une certaine partie, si bien que, tout naturellement, le potentiel général extériorisé sur notre échelle a baissé dans les proportions de 2,07 à 2,02.

Ce qui, en suivant les progressions, nous donnerait comme formule avant l'application des plaques :

$$\text{P}^{\text{v}}\ 2,07 : \text{R}^{\text{v}}\ 1,49 + \text{Ech}^{\text{v}}\ 0,58 = \text{D}^{\text{v}}\ 2,07.$$

Et, pendant l'application des plaques, une augmentation de 0,05 sur les échanges vitaux et la résistance vitale, dont nous trouvons la preuve dans la baisse même du dynamisme vital extériorisé sur notre échelle biométrique.

D'une part, nous constatons, comme action, la baisse du potentiel qui est l'indice d'un travail dynamique parfait, d'une santé s'améliorant ; et, d'autre part, enfin, une augmentation réelle de l'effort interne de la nature au profit de l'équilibre de l'être humain.

Nous avons à dessein tenté cette expérience sur un sujet sain quelconque.

Sur le malade, nous aurions trouvé une baisse d'autant plus sensible que le potentiel eût été naturellement en hausse.

Donc, l'action métallothérapique s'impose d'elle-même, par une baisse de la dépression morbide, c'est-à-dire par une accélération et une augmentation des seuls agents qui puissent en tout état de cause lutter contre le déséquilibre vital, c'est-à-dire contre la maladie, quelle qu'elle soit.

D'après l'action, que nous avons constatée, de la métallothérapie sur un homme en bonne santé, et dont le potentiel dynamique est cependant relativement élevé, nous pouvons nous faire une idée de ce que cet agent essentiellement producteur de fluide vital peut donner sur un sujet dont le potentiel hyperesthésié se porte tout entier sur la résistance vitale, en abandonnant les échanges.

Je résume ce phénomène, qui est d'une importance absolue pour l'étude qui va suivre.

Nous avons vu que l'être humain en bonne

santé est pourvu d'un potentiel vital relativement bas et qui a pour minimum 2,00 et pour maximum 2,12 à l'échelle bio-vitale, ou biogénique des fluides.

Or cet état de santé, ainsi traduit par la mesure ci-dessus, implique un bon fonctionnement des échanges vitaux, c'est-à-dire confection et évolution des cellules migratrices, en même temps qu'une puissante *résistance vitale*.

Dans de telles conditions, il n'est pas de morbidité, c'est-à-dire de maladie latente. Un malaise passager ne parviendrait pas à déranger sensiblement cet équilibre, peut-être une division en plus se ferait-elle sentir sur le potentiel vital ; mais ce serait à peine perceptible.

Voilà pour l'état sain et bien équilibré, pendant lequel chaque chose suit son cours, sans excitation, sans effort, sans arrêt.

Mais admettons qu'il survienne tout à coup une affection sérieuse, et de suite, la résistance vitale étant attaquée, le potentiel entrera en lutte contre l'adynamisme, c'est-à-dire contre les effets débilitants du mal, pendant que les éléments de la vie de formation cesseront de poursuivre leur œuvre, étant privés du fluide vital employé en double dose par la résistance des cellules fixes.

Voilà l'explication aussi claire que possible, le résumé des phénomènes vitaux étudiés par notre pratique.

Quant à l'action magnéto-électrique sur le fluide vital, nous allons l'analyser, de façon à ce qu'il nous reste une formule fixe, à laquelle nous aurons recours pour la pratique médicale.

Le savant métallothérapeute Grotius, dont nous respectons le pseudonyme par déférence pour la modestie du cher exilé, avait été, en 1879, le premier de tous les vitalistes à admettre un principe fondamental de mesure du potentiel et de mesure de la résistance.

Les travaux du maître ont été, sinon interrompus, du moins masqués d'anonymat, et cela jusqu'au jour où le triomphe de la vérité rendra au savant la place qu'il mérite dans la reconnaissance de l'humanité.

Or, partant de ce principe que le magnétisme minéral (*à action directe sur le règne humain*), ne peut avoir d'effet qu'autant qu'il est exactement en harmonie avec les lois vitales constituant : 1° la résistance ; 2° les échanges ; 3° le dynamisme général du potentiel, il eut le premier l'idée de créer l'appareil simple à densité unique, avec, pour intrusion, l'endosmose directe. L'appareil ainsi imaginé fut long à élaborer et à mettre en œuvre.

La première fois qu'il fit son apparition sur la scène scientifique, on le retourna sur ses deux faces, et, n'y voyant rien d'extraordinaire, on le rejeta sans plus de souci de la vérité que s'il se fût agi d'une vieille loque.

A ce siècle d'inventions compliquées, il fallait une complication visible, une sorte de tire-l'œil ; or, rien de semblable dans l'appareil en question.

Sa théorie ? A quoi bon ? On ne l'eût pas écoutée. Allons donc ! c'était bien le moment de parler vitalisme, quand tout était matériel, quand on sapait par la base toutes les vieilles coutumes *idiotes,*

niant l'âme, niant l'affection et remplaçant les
sentiments par des prurits ou par des faiblesses,
comme les répulsions par des *phobies*.

Les nouvelles écoles qui avaient eu pour thème
cette négation de l'abstrait, de l'idéal, penchèrent
plutôt pour les sciences physiques exactes; c'é-
taient, sans contredit, plutôt des ingénieurs que
des médecins.

Or, monsieur l'ingénieur ne comprend que ce
qu'il voit, et ne recherche absolument que des x,
représentant des forces graduées au dynamomètre
métrique. Était-ce bien à cette génération qu'il
fallait parler de potentiel vital et d'échanges bio-
vitaux ?

Non, assurément, et aujourd'hui l'on revient de
cette école récente.

Eh bien, malgré tout, cette école essentiellement
physique, matérialiste, fut un instant ébranlée
dans ses croyances. Ce fut le jour où, à l'aide de
ses appareils, sans aucune théorie préalable, le
savant démontra en quelques séances qu'un paralytique subissait l'influence de son appareil et
que la sensibilité revenait là où, quelques heures
auparavant, on avait constaté une inertie complète
de mouvement et de sensibilité.

Mais, si fort était ancré le principe de la négation, qu'on resta sous l'impression du phénomène
sans vouloir le rééditer.

Ce furent non pas les médecins qui se servirent
de la découverte, mais les malades, qui lui firent
de chaleureux appels.

J'en aurais long à dire sur toutes ces choses,

mais il ne faut pas perdre de vue que nous avons à étudier l'œuvre, à la mettre au point, et que nos instants sont comptés.

Donc, Grotius avait imaginé, pour mesurer le fluide vital ou, mieux, la portion des deux facteurs connus composant ce fluide, de mesurer sur le malade avant, puis pendant l'application de ses petits appareils.

Les résultats laborieusement cherchés, vous vous en convaincrez vous-mêmes par la lecture de ces tables, dont je vais citer quelques extraits, furent les suivants :

Chez les nerveux, 1,012 par appareil.

Chez les bilieux, 946 par appareil.

Chez les sanguins, 747 par appareil.

Chez les lymphatiques, 892 par appareil.

Chez les mentaux, de 1,012 à 1,240 par appareil.

Ces chiffres sont basés sur des divisions du degré horaire ; l'unité correspond au millième de seconde ; notre échelle bio-vitale est mille fois plus grande comme divisions, ce qui donnerait pour les nerveux une division, plus un douzième, etc.

Les vibrations obtenues par Grotius étaient donc mille fois plus précises encore que les nôtres ; cependant, voici l'appareil enregistreur dont il se servait :

Un cadran est relié par deux fils extrêmement fins, terminés par deux pôles aimantés, qui se fixent sous les aisselles du malade.

La résistance de l'aiguille centrale ne peut être vaincue que par le passage d'une force venant de

l'extérieur, c'est-à-dire du point de contact venant des deux aimants.

Le pivot est isolant; seules, deux petites tiges
de platine, se contrariant, émergent de l'axe et
font un appel à la pointe de l'aiguille, qui tour-
nera, soit à droite, soit à gauche, donnant en
double la quantité mesurée; car nous aurons à
tenir compte, si les deux aimants sont placés sur
le malade, du circuit polarisant l'aiguille. La résistance sera indiquée par la moitié de la course,
plus la moitié de l'effort produit. Le potentiel aura
la totalité par 2, ou multipliée par 2. Quant aux
échanges, ils seront, sans contredit, la seconde
moitié de la course, dont nous avons employé la
première moitié pour la résistance.

Pour simplifier l'explication :

Le cadran est composé de 12 divisions, lesquelles sont divisées en 2,400 divisions. Comptons
par subdivisions pour faire comme Grotius lui-
même :

Admettons que l'aiguille s'arrête sur la subdivi-
sion 1044. Qu'est-ce que nous dirons ?

Que la moitié de la course est de 522, que
c'est le chiffre de la résistance, auquel chiffre
nous devons ajouter la moitié, c'est-à-dire 261,
ce qui donnera pour la résistance 783. Le potentiel sera de 783 par 2, soit 1566 ; quant aux
échanges vitaux, ils seront de 261 pendant que le
potentiel vital atteindra 2,086. Mais il est bien entendu que si nous additionnons ensemble le potentiel et les échanges vitaux, nous trouverons exactement 1,044 ; tandis que si nous prenons en

même temps la résistance vitale, nous arriverons
à un chiffre égal au double du potentiel, c'est-à-
dire 2,086.

Et, en effet, la chose est compréhensible, puisque
la résistance vitale se fait sentir sur le centre
même de l'aiguille, la paralysant ou l'immobili-
sant de toute la mesure de sa vitalité, de sa force.

Cette démonstration était utile pour nous permettre d'établir la façon dont le Maître avait pris
son unité. La nôtre est plus simple encore.

A notre échelle biogénique, nous avons vu que
l'influence de huit plaques dynamodermiques
avait donné sur un sujet sain et fort une baisse
de potentiel immédiate de 0,05, suivie, immédiatement après l'enlèvement des plaques, d'une
hausse de 0,07, ce qui nous donnait une augmentation de 0,07 pour les échanges, pendant la durée
de l'application. Car, ce que nous avons besoin
de bien comprendre, c'est que l'introduction du
fluide électro-magnétique dans l'être agit seulement sur les échanges, venant en aide à la nature
dont tout l'effort se porte sur la résistance vitale,
aux dépens de la cellule migratrice, c'est-à-dire
des forces destinées à maintenir la vie par solution de continuité.

Car enfin, il faut bien le dire, la médecine ordinaire s'intéresse surtout à l'effort du moment, sans
armes, du reste, contre les conséquences de l'état
morbide.

Cela ressemble assez à un sauveteur qui sauve-
rait un homme de l'eau et qui ne prendrait pas la
précaution de lui tenir la tête au-dessus du niveau

de l'onde. S'il le transporte à deux ou trois minutes de là, le malheureux aura le temps de s'asphyxier dix fois, pour peu qu'il l'ait été à moitié au moment de l'intervention de son sauveteur.

C'est la pénurie des réserves vitales qui tue les malades. Et ce qu'il y a de plus pénible à penser, c'est qu'ils meurent guéris de l'affection qui les a épuisés.

Ce mot, qui a tant fait rire une clinique de jeunes étudiants, qui entendaient le professeur dire au chevet d'un défunt, qu'il avait quitté la veille en pleine convalescence : « *Messieurs, ce malade est mort guéri* », n'était après tout que l'exclamation de vérité d'un homme sûr de sa science.

Mais ce savant n'avait pas compté avec le fluide vital, avec les échanges destinés à entretenir la vie dans les cellules migratrices de l'être ; par conséquent, la vie étant un capital qui s'épuise promptement quand il n'est pas entretenu, le malade guéri peut très bien se trouver au bout de son rouleau de potentiel et s'éteindre comme une lampe sans huile !

Et maintenant on comprend aisément comment il se fait que notre méthode soit celle qui ne perd jamais un malade avant d'avoir lutté jusqu'à l'épuisement complet de la matière, c'est-à-dire jusqu'à usure absolue des organes en tant que résistance matérielle.

Nous avons présents à la mémoire des cas tels, de l'influence du secours qui a rétabli la vie organique chez des vieillards condamnés et presque agonisants. Certains ont vécu dix et douze ans en parfaite santé à la suite de nos soins ; d'autres vivent encore !

Nous verrons des preuves indéniables de cette action, qui surprend et qui ménage encore des surprises plus merveilleuses que celles dont je viens de donner un faible aperçu.

La répartition du fluide vital dans l'être est d'autant plus douce qu'il s'agit de régions actives, c'est-à-dire des régions organiques.

Le cerveau, la moelle, les poumons, le cœur, l'estomac, le foie, l'intestin, la rate, la vessie, l'utérus et aussi les trajets artériels en sont plus amplement pourvus que les autres points de l'économie.

C'est pour cette raison qu'il pourrait être utile de mesurer le potentiel sous les aisselles.

Arrivons maintenant à l'application.

Répartir les foyers destinés à activer les échanges en augmentant leur potentiel avait été la première idée ; mais il arriva que l'équilibre souffrit d'instabilité, car jamais on ne se souvenait des points d'élection. Ce fut de ce début que commença la méthode dite des trajets, méthode devenue aujourd'hui une des forces principales de notre action.

Si, comme nous le faisons depuis plus de quatorze ans, on eût débuté par diviser l'être en foyers ayant des rayons suivis et profitant des soins, il y a longtemps que nous aurions vaincu la routine.

Les localisations du mal sont une preuve de la lutte générale que soutient la nature contre lui.

Elle ne cède que peu à peu la place assiégée trop violemment.

Notre effort est donc général lui aussi. La force curative étant répartie sur la totalité de l'être, c'est la vitalité tout entière qui réagit et combat.

Cette même force curative employée sur un seul point, c'est-à-dire sur la localisation du mal, c'est l'histoire du levier qui s'appuie sur un terrain mou et sans consistance.

Chez le malade, c'est le malade qui est en péril, c'est la vie du malade qu'il faut sauver, c'est son équilibre dynamique qu'il faut rétablir dans son intégralité.

Ce n'est pas seulement son estomac ou son cœur, si l'un de ces deux organes est lésé, qu'il faut soigner, c'est tout le reste ; parce qu'il n'y a pas que le cœur qui souffre, quand le cœur est malade. C'est tout l'être qui est en péril ; car un organe malade rompt l'équilibre dynamo-vital et ajoute à la cause une hyperesthésie organique, sensorielle et sympathique, qui naît de l'excès de dépense du potentiel sur la résistance, aux dépens des échanges !

Nous allons supposer un malade atteint, par exemple, d'une affection grave de la vessie.

Suivons le cours dépressif de sa vitalité :

Ce malade est soumis à une chronicité, il ne souffre pas toujours ; car vous remarquerez que les intermittences, dans les cas chroniques, sont l'œuvre du potentiel vital, qui triomphe, puis qui est vaincu, qui triomphe de nouveau pour se laisser envahir, etc., jusqu'au dénouement fatal, la

mort, qui survient parce que les échanges, à force
d'être raréfiés par la fréquence des crises, qui
exigent tout le potentiel, finissent par priver le
malade de ses cellules migratrices.

Donc, voilà le malade que nous supposons
atteint d'une affection vésicale chronique, qui
donnait à l'échelle bio-vitale 2,04 en bonne santé.
Dès la première crise, le potentiel s'élève à 3,15.
La crise dure huit jours.

Les échanges pendant ces premiers jours n'ont
pas été sensiblement diminués, la réserve étant
nette de tout effort. Mais, deux mois après, survient une seconde crise qui dure quinze jours,
avec un potentiel de 3,15.

Les échanges ont souffert, le malade est affaibli,
il met un mois à se refaire et à prendre des forces.
Si les crises se succèdent en augmentant de durée
la cinquième le mettra en danger de mort, et
peut-être l'emportera-t-elle; c'est un cercle vicieux; c'est ce qu'on nomme en médecine ordinaire : une mauvaise pierre dans son sac !

Et partout, dans les cas chroniques, nous trouvons la preuve certaine, irrécusable de la théorie
des échanges.

Quoi donc affaiblirait les malades ayant eu
plusieurs crises, si ce n'était l'effort du potentiel ?
Il suffit de réfléchir un instant pour s'en con-
vaincre. Et dans les maladies, quoi donc tue les
malades depuis longtemps atteints, si ce n'est la
diminution des échanges ?

Continuons avec notre malade chronique :

La seconde crise a duré quinze jours, la convà-

lescence sera d'un mois, mais les cellules migratrices ne seront plus en nombre égal à celui réclamé par la vie.

La troisième crise sera plus rapprochée, parce
que le potentiel sera rappelé par les besoins des
échanges et abandonnera la résistance, c'est-à-
dire le mal. La troisième crise durera un mois, et
le déséquilibre sera d'autant plus grand qu'il sera
encore accentué par celui des précédentes luttes.
A la quatrième crise, le péril sera complet; il faudra éviter les dépenses physiques, et la convalescence sera une prolongation, sinon des symptômes, du moins de la diathèse. La cinquième
crise, si elle n'est pas décisive, aura besoin fatalement d'une augmentation du potentiel biogénique !

Et ce sont ces malades, chroniquement atteints,
qui s'éteignent après la crise, surprenant autant,
sinon plus, le médecin que l'entourage !

Dans tous les cas d'affaiblissements dus à l'évolution d'une diathèse, il est donc indispensable de
remédier à la diminution des échanges vitaux. On
peut même affirmer que ce traitement, s'il est bien
dirigé et qu'il atteigne le but proposé, sera l'appoint le plus sûr d'une guérison certaine.

Les études pathologiques sont muettes sur ces
diminutions ; nous aurons donc à les établir, et la
chose nous est déjà bien simplifiée par les travaux qui nous servent depuis plus de quatorze
ans, et que la pratique a sanctionnés.

Nous avons vu que le moyen le plus rationnel
de secourir les échanges en leur rendant leur part

propre de fluide vital, était de répartir la métallothérapie d'une façon générale, sur les trajets les
plus susceptibles d'être sensibilisés, c'est-à-dire
pourvus des deux facteurs : électricité et magnétisme.

Le système nerveux est le plus important de
tous les systèmes actif et passif composant l'être.

Nous avons trop de preuves de l'action du vitalisme sur le système nerveux pour douter qu'il
soit le point d'élection, la base, pour mieux dire,
de notre méthode.

La cellule nerveuse consomme dix fois plus de
potentiel que les autres. N'est-ce pas le système
nerveux qui répond à tous nos appels ? N'est-ce
pas lui qui préside à toutes nos impressions physiques et intellectuelles, qui nous permet le mouvement et la pondération, et qui, le moment venu,
nous prodigue ses réserves dynamiques, nous permettant de décupler nos efforts, et même de soutenir des jours et des mois entiers un surmenage
quelconque ? Le système nerveux humain est im-
mensément plus résistant que celui des plus forts
animaux.

Non pas seulement par la loi des échanges,
ni par l'accumulation des réserves de la résistance vitale, mais bien parce que le potentiel
vital de l'être humain est d'une autre essence que
celui de l'animal : parce qu'il possède le facteur
via, l'x du vitalisme, lequel a, lui aussi, ses cellules
préférées dans notre économie, cellules qui sont
la quintessence de l'être, et que nous devons croire
appartenir au domaine nerveux !

Si nous ne nous élevons pas contre qui nie le créateur de toutes choses, il ne saurait en être ainsi contre la négation de l'âme.

Non, certes, au point de vue du vitalisme, le plus matériel même, cette affinité spéciale de l'être humain, avec une immatérialité absolue, ne peut être mise en doute.

Si l'être humain n'était pas supérieur à l'animal par sa seule intelligence, il le serait encore par la cellule nerveuse et par le potentiel mystérieux, en un de ses facteurs.

Comparez pour un instant seulement la résistance du cheval à celle de l'homme.

L'animal fournira une plus grande dépense de force, qui lui est permise par sa musculature; mais, sans aucune charge, l'homme le fatiguera, rien que par la marche, en un certain temps.

Quand le chasseur rentre avec son chien d'une battue ayant duré plusieurs heures, l'animal se couche, harassé, sans appétit, et dort pour réparer les forces dépensées. L'homme, au contraire, sera prêt, s'il le faut, à se remettre en route et même à voyager toute la nuit. Telle est la supériorité du vitalisme humain sur celui de la bête.

Quant à la maladie, c'est la même chose, l'animal succombe plus promptement que l'homme à l'assaut d'une fièvre violente. Ce n'est donc pas le même fluide vital que celui de l'homme, qui alimente l'organisme animal. Et plus nous multiplierons les recherches, plus nous resterons convaincu que l'espèce humaine est animée d'une essence immatérielle, qui forme le troisième facteur du potentiel que nous avons désigné : *via*.

Étudions maintenant les effets de l'introduction des deux agents vitaux combinés en la métallothérapie, au seul point de vue de l'agent *via*.

Pouvons-nous prétendre que les deux agents, magnétique et électrique, aient une influence sur le troisième ?

Non, et nous ne devons pas même supposer qu'il puisse en être ainsi. Il y aurait plutôt lieu de présumer que l'agent *via* subit l'influence du dynamisme vital interne, dans la seule résistance des cellules fixes, et qu'il ne s'altère que par les troubles du système nerveux, quels qu'ils soient. Ce qui viendrait assez à l'appui de cette thèse, c'est le délire provoqué par n'importe quelle cause, mais qui est un effet de la rupture de l'équilibre mental, de l'équilibre nerveux, proprement dit.

Les déséquilibres par dégénération ne commencent-ils pas à la naissance des pauvres petits malades, dans certains cas, pour ne plus les quitter ?

Dans ce cas, le facteur *via* existerait encore, mais combien diminué ! A ce point même, que nous avons remarqué que les dégénérés étaient tous des êtres fort peu résistants, dont le potentiel était toujours en état d'exagération morbide !

Encore quelques mots sur les déchéances organiques, et nous allons entrer dans la période de la pratique absolue.

Ce n'est pas une profession de foi que je voudrais faire en prenant ce thème : que les maladies

chroniques sont le plus souvent inhérentes à la
dégénération, et forment, par leurs symptômes,
une succession de phénomènes qui ne sont autres
que les progrès de la désagrégation vitale.

Si nous envisageons la multiplicité des cas chroniques, si nous étudions les milieux sociaux en
même temps que les sujets, nous arriverons
promptement à comprendre le mécanisme ou plutôt l'élément qui dirige ces morbidités.

Dans les classes aisées, où les soins de l'hygiène ne manquent pas, où l'air est abondant, la
nourriture saine et variée, pourquoi donc se ma-
nifeste-t-il de ces cas pathologiques désespé-
rants ?

C'est, évidemment, parce que l'organisme est
entaché d'une sorte de tare originelle ou d'essence
spéciale qui nous fuit en tant que diagnostic.

La science scolastique nous a bien appris à
reconnaître les lésions, à les suivre dans leur
évolution, à en dresser la nosographie la plus parfaite, à ce point qu'après la mort, l'autopsie révèle
chacune des particularités que nous avons obser-
vées pendant le cours de la maladie. Et c'est une
belle science que celle qui permet de deviner, à
l'aide des seules connaissances pathologiques, à
l'aide de la physiologie et des ressources de l'analyse chimique, les désordres profonds d'une mul-
titude de systèmes aussi compliqués que ceux de
l'être humain.

Mais, hélas ! ce n'est pas suffisant, et, si nous ne
pouvons qu'assister à la ruine, à la déchéance, du
merveilleux édifice, c'est en vérité trop peu.

Le vitalisme basé sur les agents externes nous a donné mieux que tous les procédés connus de la thérapeutique ancienne, qui, à part notre méthode, est encore aujourd'hui en pratique dans tous les clans médicaux.

Remédier aux déchéances par une sorte d'appoint vital, remplacer une essence par un complément homogène, nous semble entrer dans la logique même de la nature. C'est ainsi que l'ont compris nos devanciers, c'est ainsi que nous l'avons éprouvé pendant les longues années d'une pratique sans désillusion, sans insuccès, sans la moindre déception.

Nos efforts ont toujours été couronnés de succès absolus, alors qu'on s'adressait à nous quand tout le monde désespérait. Notre méthode était donc l'*ultima ratio* de la médecine, sinon pour le médecin, du moins pour le malade.

Beaucoup vous diront que les cas chroniques ne sont intéressants qu'au point de vue de l'étude des symptômes ; mais à cette pensée égoïste, laissez-moi répondre que l'humanité qui souffre est plus intéressante encore que l'étude de ses organes lentement désagrégés et douloureusement frappés par un processus morbide.

Maintenant, nous référant à notre science, nous pourrions certainement nous passer d'une nosologie aussi muette sur les causes que prolixe sur les effets ; il nous serait facile de remédier aux échanges vitaux sans nous occuper des symptômes pathologiques. Nous n'agirons pas ainsi, cependant, car nous avons mieux à faire encore ;

notre méthode se doit à elle-même la continuation
et l'amélioration de sa pratique. Et ce n'est qu'en
cherchant dans les phénomènes perceptibles, que
la nature nous présente à tout instant chez les
malades, que nous parviendrons à différencier les
effets des causes et peut-être aussi à connaître
mieux ces dernières.

Nous savons maintenant comment, par nos pra
tiques, on remédie d'une façon si précieuse aux
échanges vitaux qui constituent la solution de
continuité de l'être. Nous connaissons les deux
grands facteurs du dynamisme vital, tout en affirmant l'existence du facteur inconnu dans sa genèse
et que nous avons dénommé via.

Ce sont les facteurs du potentiel vital qui nous
serviront à rétablir l'équilibre entre la résistance
et les échanges ; nous allons étudier avec soin
toutes les applications tendant à ce but et l'attei-
gnant à coup sûr, puisque quatorze années d'une
pratique ininterrompue nous en donnent les preuves les plus formelles.

Action de la métallothérapie.

L'appareil, simple dans sa forme et dans son
action, que nous avons adopté, constitue l'unité
métallothérapique la plus parfaite. Il n'est pas
d'action métallique ni en oxydation ni en excitation locale à redouter de son application. Comme
premier avantage, il obtient une cohésion immédiate, c'est-à-dire qu'il s'assimile au mouvement

vital sans jeter dans l'économie profonde la plus légère perturbation.

De son application naît instantanément une modification du potentiel, qui diminue sa tension locale vers le centre malade, l'organe lésé, le plexus affaibli, etc. Le cours des échanges reprend, et la réserve vitale, depuis un temps réduite, se recompose dès la première minute de l'application, comme nous l'avons vu précédemment, en mesurant avant, pendant et après, le dynamisme vital, durant les essais que nous avons faits de notre méthode dynamodermique.

Voilà pour l'action de surface, pour le seuil de l'être, pour les fonctions.

Ce sont les plexus qui sont naturellement en butte aux principes curatifs de la métallothérapie. Et, en effet, ces centres de la vie, ces réseaux répandus comme autant de foyers dynamiques, ont chacun leur section vitale où se transforment les vitalités et où s'accélèrent les échanges. Ce sont eux qui subissent les chocs, et ce sont eux qui rayonnent. C'est donc aux plexus que nous nous adressons en tant qu'action générale, pour modifier, pour diminuer ou accélérer, suivant le cas, la tension dynamique de l'être afin de ramener l'équilibre entre les deux éléments de recette et de dépense.

Chez les uns, nous agirons pour nourrir et réparer la cellule nerveuse ; les autres nous permettront de secourir la cellule veineuse ou artérielle, pendant que nous établirons une sédation, du liquide sanguin aux centres de circulation.

La réparation des lésions ne peut se faire qu'avec les seuls éléments naturels, dans ces réseaux multiples où s'entre-croisent, dans le labyrinthe des trajets généraux, les nerfs, les artères, les veines ; et, en général, tous les organes profonds auxquels la médecine s'adresse pour vaincre les effets, à défaut des causes morbides.

C'est donc là qu'il s'agit de porter l'aide que la nature demande ; or, nous allons voir, par la pratique, comment on obtient ce résultat.

Il m'a semblé préférable de suivre pratiquement les effets de notre méthode sur un malade atteint d'affection chronique grave. Et nous allons prendre uu cas absolument dépendant de la diathèse nerveuse. Après avoir analysé les symptômes, nous suivrons la cure jour par jour, et obtiendrons ainsi une explication théorique concluante, puisqu'elle sera basée sur la pratique.

Voici un homme de quarante-trois ans, qui est atteint d'asthme essentiel. L'asthme essentiel est classé dans la pathologie des névroses. Les accidents sont apyrétiques, c'est-à-dire qu'ils n'occasionnent pas de fièvre.

Notre sujet est tailleur d'habits. Il reste dans de bonnes conditions d'hygiène, jamais il ne prend d'alcool, il ne fume même pas. Entre les accès, il est des mieux portants et n'éprouve pas le moindre essoufflement.

Puis, sans que rien puisse faire prévoir l'accès, celui-ci éclate à n'importe quel moment du jour ou de la nuit.

Immédiatement, les traits se convulsent, la respiration devient sifflante, le malade est oppressé, puis suffoqué, on croirait sa dernière heure arrivée.

Il ouvre sa fenêtre, et, cependant, malgré le froid intense qu'il peut faire dehors, il étouffe quand même. L'air inspiré ne veut pas quitter ses poumons, et la sensation d'asphyxie se manifeste aussi violemment que si on étranglait le pauvre homme, sans toutefois amener la moindre syncope.

Les crises durent deux ou trois heures, dit-il ; quand la respiration reparaît, il est brisé de fatigue et s'endort. Le lendemain, il est courbaturé par les efforts musculaires qu'il a faits pour lutter contre l'accès.

Que se passe-t-il dans le système nerveux de ce malade ?

Nul n'a pu le dire ; et l'examen le plus savant, fait dans les autopsies, n'a pas éclairé ces ténèbres du diagnostic.

Nous sommes d'avis que cette névrose a pour point de départ une hyperesthésie nerveuse, due à la diminution dynamique de la cellule nerveuse.

Nous agissons directement sur tous les nerfs de la respiration, sur les muscles inspirateurs et sur les muscles expirateurs. Notre traitement consiste donc à porter une augmentation de potentiel sur l'ensemble des organes respiratoires, et nous fixons tout d'abord des plaques dynamodermiques sur le trajet vertébral, puis sur les sommets des poumons et sur les bronches.

Cependant, comme nous avons affaire à un

centre sérieux, nous fixons une dernière plaque sur l'épigastre, afin de ne pas déranger l'équilibre nerveux.

Dès la première nuit de l'application de ces plaques, nous ne revoyons plus les crises. Le malade, qui nous en accusait trois par semaine en moyenne, reste deux années en observation, sans en avoir une seule. Et le traitement a duré en tout soixante nuits. Nous aurions pu ne le faire durer que la moitié de ce temps, la cause est guérie.

L'hyperesthésie nerveuse a disparu. Elle ne reviendra plus. Mais, nous avons un cas tout aussi curieux qui découle de celui de notre malade.

Le fait s'est passé en 1886, et, en 1888, le fils de cet homme est atteint d'un premier accès d'asthme essentiel. C'est un garçon de vingt ans. Il est employé dans une maison de commerce, et il se désole à l'idée que ces crises héréditaires l'empêcheront d'être soldat.

Déjà, huit crises l'ont assailli, quand son père nous l'amène. Comme elles offrent exactement les mêmes symptômes que celles du père, nous fixons les plaques aux mêmes points.

Cependant, le résultat n'est pas tout à fait le même ; le malade est pris d'une crise immédiate, dès la première application des plaques dynamodermiques.

Il est effrayé par ce résultat, malgré les avis de son père, qui le supplie de garder ses plaques. Mais le jeune homme les enlève.

La crise cesse instantanément. Deux heures après il remet les plaques, et le phénomène se reproduit. Il les retire une seconde fois, et le lendemain vient consulter notre confrère, le docteur Anisan, qui lui conseille de conserver les plaques malgré la crise.

La nuit suivante, même résultat. La crise, assez violente, dure deux heures, puis le malade s'endort et le lendemain se réveille calme et bien reposé.

Les nuits suivantes il n'est plus repris; et depuis, en 1890, il nous affirme qu'il n'a jamais été malade. Nous ne trouvons plus trace du père et du fils; ce qui prouve bien que la guérison des deux cas est absolue.

Dans le premier cas, chez le père, les nerfs étaient non seulement hyperesthésiés, mais aussi affaiblis par suite de la longue durée de la maladie, dont chaque crise venait encore augmenter la faiblesse. L'appoint vital des plaques dynamodermiques agissait sur l'ensemble des causalités et effets, activant surtout les échanges sans agir sur la résistance. Chez le fils, au contraires, les premières heures d'application ont eu pour effet d'exaspérer momentanément la résistance et de réveiller l'hyperesthésie jusqu'au moment où l'équilibre est devenu complet. Aujourd'hui, sur une diathèse au début, nous procéderions autrement, en fixant seulement des plaques sur le tiers supérieur de la colonne vertébrale et sur les bronches. De cette façon, nous n'aurions pas à redouter la violence des réactions du système nerveux, seule cause de cette crise unique, au début de notre traitement.

Eh bien, maintenant que nous avons vu le résultat de notre intervention à l'aide de la dynamodermie, lisons l'observation première, la consultation de ce cas en 1886. Nous lisons :

Pierre-Émile C., âgé de 43 ans, tailleur d'habits : asthme essentiel, datant de quinze ans. La première crise éclata vers l'âge de 27 ans, elle fut suivie de près par la seconde deux mois plus tard.

Depuis, le malade n'est pas resté un mois sans en être incommodé. Les accès se présentent tantôt le jour, tantôt la nuit. Cela pendant dix années. Il est ouvrier et ne peut rester chez aucun patron, parce qu'il est contraint, à chacun de ses accès, de se reposer au moins vingt-quatre heures. Il s'établit, et sa femme peut le suppléer quand il est malade. Les crises se multiplient jusqu'à trois par semaine. Rien ne les calme. Je lis dans la longue nomenclature des médicaments pris :

Ether sulfurique, piqûres de morphine, iodure de potassium, datura stramonium, fumées nitreuses sous toutes les formes. Enfin, en dernier lieu, un médecin lui fit une application de 200 pointes de feu sur la poitrine. C'est, nous dit-il, le meilleur traitement, comme effet, qu'il eût suivi jusque-là. Sous l'influence de ces cautérisations, il resta douze jours complets sans crises. Puis après, comme pour se rattraper, la diathèse s'exaspéra de nouveau, et les accès durèrent de deux à trois heures, alors que précédemment ils n'excédaient pas deux heures de durée, le plus souvent.

Nous pourrions puiser un renseignement dans cette quasi-réussite momentanée des pointes de feu. N'est-ce pas, en effet, une sorte d'appel en dérivation du dynamisme, que la révulsion violente produite par le fer rouge? Nous retrouverons les mêmes effets lorsque nous arriverons au traitement des myélites.

La révulsion est une des formes de l'appel direct du potentiel ; car le sang qui se porte immédiatement au point où la localisation se produit, amène sûrement avec lui un dynamisme d'échange nouveau, sinon durable, puisque rien ne l'entretient ni ne le renouvelle.

Il y a aussi un enseignement dans l'hérédité du fils qui présente exactement les mêmes phénomènes morbides que le père.

Le cas est rare pourtant ; car nous avons vu plus souvent les névroses changer de place par l'hérédité. Cependant, celle du fils, qui a subi une rénovation complète en se transformant ataviquement, a cédé comme chez l'ascendant ; et, si nous constatons l'hérédité nerveuse, nous avons aussi à constater la guérison de cette hérédité.

En comparant les soins donnés à la névrose par la méthode scolastique, on est frappé de ce fait, que les médicaments ont tous tendu à calmer le système nerveux, sauf toutefois, bien entendu, les expectorants, qui ont eu pour but de débarrasser les bronches des exsudats.

Calmer le système nerveux ne semble-t-il pas être une hérésie des plus caractéristiques ?

Comment, voici un malade qui a les nerfs affaiblis et, par suite, excités par leurs fonctions dans l'ensemble de la vie organique à laquelle ils concourent, et on va de gaieté de cœur les assommer pour qu'ils se taisent! En vérité, c'est pire que si l'on battait un enfant pour qu'il cessât d'être triste.

Calmer n'est pas guérir ; calmer, c'est apaiser l'exaspération, que ce soit en médecine ou en toute autre chose. Si pour calmer la faim vous donnez un peu de kola à l'inanitié, vous duperez son estomac peut-être, mais vous ne sustenterez pas l'économie, qui est avide de nutrition ; et, tôt ou tard, il faudra une nourriture sérieuse.

Eh bien ! dans l'asthme essentiel, qui est une névrose, les iodures, les bromures et tous les calmants ne sont pas autre chose que des débilitants qui entretiennent doucement les causes, qui laissent peu à peu s'ancrer l'adynamisme jusqu'à épuisement complet des forces, attendant l'usure des organes qui, privés de leurs rouages et de leur motion directe, finissent toujours par s'affecter et par refuser tout service.

Nous verrons souvent dans la pratique, des intercurrences provenant de ces causes, et nous serons surpris de découvrir des morbidités qui ne seront que les propres effets de ces cas négligés ou soignés par des calmants.

Nous en avons vu la preuve par l'étude même des affections bronchiques, pulmonaires et cardiaques, consécutives à l'asthme essentiel, dont les crises répétées finissent toujours par quelques applications de ce genre.

Dans le domaine nerveux, nous aurions lieu de nous arrêter des mois, et je suis persuadé que cent pages ne suffiraient pas à donner un aperçu concis de chaque diathèse spéciale avec ses ramifications et ses dérivés.

Nous allons passer une revue rapide de la nosologie la plus ordinaire, pour revenir ensuite, dans un résumé final, aux maladies que nous aurons volontairement éloignées de ce cadre trop forcément restreint.

L'ataxie locomotrice progressive, dont nous allons nous occuper actuellement, est une des manifestations médullaires qui ont trouvé plus particulièrement un remède souverain dans notre méthode. Ici nous avons affaire à la cellule propre de la moelle épinière. La maladie, si bien décrite dans ses symptômes par les auteurs modernes, muets sur les causes, est le résultat d'un adynamisme certain, puisque la moelle est certainement la partie de la matière la mieux protégée dans l'organisme humain.

Vous connaissez les symptômes affreux de ce mal. L'ataxique est un paralytique dont les mouvements manquent seulement de cohésion. Les jambes, une fois élevées au-dessus du sol, ne répondent plus à la volonté et obéissent à des réflexes inconnus qui les projettent à droite, quand c'est à gauche qu'on les voudrait porter.

La sensation du tact et du toucher, celle du sol sont abolies; le malade semble marcher sur un amoncellement de coton, sur des balles d'éponges, tant il est privé de solidité et de direction.

Je ne parlerai pas des douleurs terribles qui, comme des coups de marteau, s'abattent sur ses os, avec la rapidité de la foudre.

Peu à peu, la paralysie gagne ; des jambes elle arrive à la vessie, de la vessie à l'intestin, de l'intestin à l'estomac, puis au bras, et se termine par l'arrêt du cœur ou par l'asphyxie, suivant qu'elle frappe plus particulièrement un des trajets essentiels.

Rien de ce qui a été tenté et essayé contre l'affreux mal n'a eu de résultat sérieux ; seules, les *pointes de feu* ont donné quelque répit à la progression, retardant de quelques mois, au plus, le dénouement fatal.

C'est là que nous retrouvons l'application, la preuve, de nos théories concernant les échanges bio-vitaux du dynamisme intégral.

Eh bien, dans ces cas absolument désespérés, nous arrêtons la progression de l'ataxie en un mois ; que dis-je, en un mois, c'est dès le premier jour, qu'il faut dire ! Car, dès le premier jour, les douleurs fulgurantes cessent pour ne plus reparaître, la plupart du temps.

Il est bien certain que le mal existera toujours comme lésion ; ce qui est détruit l'est bien ; et nul ne peut espérer refaire une portion de la moelle, si petite fût-elle. Donc, c'est la progression qui est vaincue : c'est-à-dire le malade arraché à la mort d'une façon absolument certaine.

Nous allons prendre un exemple frappant, et que nous avons pour ainsi dire devant les yeux, d'ataxie locomotrice progressive guérie par notre méthode ; d'ailleurs, nous avons le choix, et, si je prends cet exemple, c'est parce que le malade aujourd'hui guéri est resté le commensal et l'ami de la Médecine Nouvelle.

En 1887, nous reçûmes une lettre de province, nous demandant un traitement contre l'ataxie locomotrice. Le malade avait trente-huit ans environ ; il était alité et dans l'impossibilité de se servir de ses membres. Notaire, il dut vendre son étude, ne pouvant plus écrire ni se transporter.

C'était la mort à courte échéance.

Nous répondîmes en engageant le malade à suivre un traitement dynamodermique ainsi établi : plaques sur le trajet vertébral, en ceinture, sur les épaules, les bras, les avant-bras, les cuisses, les mollets, genoux et régions palmaires.

Un mois après, notre nouveau client allait mieux et ne souffrait plus. Les atroces douleurs avaient cessé, et, peu à peu, il lui fut possible de se tenir debout, puis de marcher appuyé sur un bras ami. Bref, après deux mois de soins, notre malade arrivait à Paris avec toute sa famille ; guéri, mais ruiné par les pertes subies, vente de son étude, liquidation, etc. Il n'en eût pas fallu davantage pour amener une rechute, sans les bienfaits de notre méthode, qui soutint non seulement le physique, mais le moral du pauvre malade.

— Guérissez-moi de façon à ce que je puisse travailler, nous disait-il, et je vous promets que, mon courage aidant, je viendrai à bout d'élever honnêtement ma petite famille.

La Médecine Nouvelle a fait ce prodige. En trois mois la cure était telle que le malade pouvait circuler librement dans Paris.

8

Et, cependant, il a une portion de la moelle détruite par l'ataxie; et il marche, alors qu'il semblait impossible qu'il fît jamais un pas tout seul et sans aide.

Aujourd'hui il peut, sans fatigue aucune, faire ses 8 ou 10 kilomètres par jour, et il les fait.

Voilà un fait que beaucoup de médecins se refuseraient à croire; eh bien! il est là, devant nos yeux, à Paris; et nous voyons souvent ce malade guéri, cet ami, dont l'affectueuse reconnaissance ne s'est pas démentie un seul instant depuis que nous l'avons soigné et que, grâce à notre méthode, il a pu échapper à une mort que les douleurs lui faisaient appeler à grands cris, il y a huit ans. C'est notre ami, Monsieur Soucat, qui demeure à Paris, 10, rue des Petits-Carreaux. Je cite sans crainte son nom et son adresse, persuadé que jamais il ne sera plus heureux que lorsqu'il aura à dire que nous l'avons guéri parce qu'il est de la race de ceux qui gardent comme un dépôt sacré la religion du cœur que pratiquaient si bien leurs ancêtres.

Il n'est pas dans les annales de la Médecine un seul cas analogue à celui-là; et cependant, nous avons à la Médecine Nouvelle des centaines de cures semblables; nous avons cité celle-là parce que nous pouvions pour une fois nous permettre l'insertion d'un miracle; cela ne nous est pas donné tous les jours, et nous devons compter avec ceux qui considèrent notre discrétion comme un devoir, car ils sont dans leur droit.

D'après le traitement institué en 1887, et que

notre expérience a modifié depuis, on peut se
rendre compte que l'introduction d'un fluide nouveau sur les trajets atteints, et plus particulièrement sur la colonne vertébrale, a été un fait indiscutable. Dès les premiers jours le malade a éprouvé
un soulagement ; après le premier mois, les douleurs avaient disparu ; et les modifications de la
motilité se produisirent sans aucune interruption
jusqu'à la guérison complète, qui peut être fixée au
troisième mois, c'est-à-dire en quatre-vingt-dix
nuits d'application des plaques dynamodermiques.

Si nous comptons que l'augmentation du potentiel des échanges est d'une constance de 0,05 par
huit plaques fixées, nous avons donc, pour trente
plaques, environ 0,23 de potentiel effectif pendant
10 heures sur 24 heures, ce qui prouve surabondamment que les grandes intensités ne sont pas
utiles pour l'obtention des résultats cherchés.

Profitons de cet exemple, pour étudier pratiquement les effets de l'augmentation du potentiel des
échanges au point de vue de la curabilité.

Pour cela, nous allons laisser complètement de
côté les appréciations du diagnostic ordinaire. Les
innovateurs ont pour habitude de ne s'attacher
qu'au côté pratique. Ils sont dans le vrai ; et les
curiosités de la science doivent, quant au médecin,
se borner à la guérison.

Dépeindre fidèlement des symptômes et suivre
leur progression ne suffit pas. Il faut mettre un
terme au mal, c'est plus pratique ; ensuite, quand
le résultat sera obtenu, il sera loisible de faire des
théories sur les deux choses.

Revenons à l'affection médullaire.

Là encore, nous nous trouvons en face d'une augmentation considérable du potentiel ; et, s'il ne nous a pas été donné de contrôler l'effet, nous l'avons observé après l'apparition des symptômes.

Il eût cependant été intéressant de voir comme un prodrome unique l'élévation du potentiel chez un ataxique avant les symptômes effectifs. On pourrait sûrement prévoir l'apparition du mal au moins six mois à l'avance, de cette façon.

Mais en voici un indice certain. Les ataxiques, avant de savoir de quoi ils sont atteints, et aussi avant que l'examen des réflexes rotuliens, de l'équibre dans l'obscurité permettent au médecin de se prononcer, éprouvent une hyperexcitabilité spéciale.

Ils ne peuvent rester en place, se tourmentent pour peu de chose, s'agitent et sont incommodés par des douleurs à peine appréciables mais plutôt énervantes.

C'est à ce moment-là que le potentiel se met à augmenter d'une façon sérieuse, et naturellement cette augmentation ira progressant, au fur et à mesure de la destruction de la moelle épinière.

Les échanges en souffriront, et ce sont eux qui, de jour en jour, hâteront la progression du mal.

Cette progression a lieu surtout pour les affections de la moelle ; l'atrophie musculaire progressive est bien du même domaine ; tout ce qui a trait aux dépenses directes, soit du cerveau, soit de la moelle allongée ou de la moelle épinière, s'accentue rapidement, malgré les efforts du potentiel sur la résistance vitale.

Or, que fait l'appoint de vitalisme sur ces affections, appoint fourni par les applications nocturnes de notre métallothérapie ?

En suivant les indications fournies par l'échelle bio-vitale, nous trouvons : 1° une augmentation du dynamisme qui correspond parfaitement à la dose de 0,05 par seconde d'application des plaques dynamodermiques au nombre de huit, et de 0,15 pour vingt-quatre de ces plaques. Nous observons dès lors que c'est uniquement le potentiel des échanges vitaux qui bénéficie de la plus-value donnée, apportée par les plaques dans le dynamisme général. Il s'ensuit que la résistance vitale, augmentée par les échanges, qui produisent de nouvelles cellules en quantité considérable, va remédier d'elle-même aux lésions.

Et c'était bien ainsi que la thérapeuthique scolastique agissait, ou du moins voulait agir : elle s'efforçait par tous les moyens à sa disposition de congestionner la moelle, afin d'y amener une plus grande quantité de globules sanguins, c'est-à-dire une surabondance de sang.

Nous avons assisté aux efforts de cette impuissante thérapeutique, nous avons vu les insuccès de la pendaison ou mieux de la suspension des malades. Les tractions opérées sur la colonne vertébrale congestionnaient bien la moelle ; mais, comme il ne s'agissait en réalité que des moyens fournis par un organisme dépourvu d'une grande partie de son dynamisme, le peu de mieux obtenu

8.

ne pouvait pas durer et ne durait pas plus de huit
jours, après lesquels le mal reprenait avec plus de
vigueur, l'effort tenté ayant fatigué inutilement
l'organisme tout entier.

C'était bien la marche à suivre, en effet, mais
les matériaux manquaient, c'est-à-dire que le
fluide vital n'était pas assez abondant pour continuer l'œuvre entreprise ; sans cela, il n'eût pas
été besoin de la traction vertébrale pour agir,
comme nous l'avons vu, par la guérison radicale
de l'ataxie locomotrice de M. Soucat.

Suivons maintenant la marche de la cure.

Au moment de notre intervention, la moelle est
sclérosée par plaques, un tissu plus épais se forme,
et les cellules se durcissent ; la vie se trouve
ralentie, mais l'effort vital, ne trouvant plus de
résistance ni de modérateur, agit sans pondération. Les cellules mixtes sont en nombre insuffi-
sant pour remédier à cette désorganisation locale ;
elles arrivent, de moins en moins nombreuses,
pour remplacer les cellules atrophiées ou durcies :
tant qu'elles y parviennent à peu près, la progression ne se fait pas sentir, et le malade éprouve des
douleurs relativement supportables.

Mais le potentiel ambiant luttant lui-même pour
résister à la désagrégation de l'organe malade, les
échanges cessent peu à peu, et dès lors commencent les symptômes graves : l'arrêt de la volonté
sur le mouvement, l'incoordination du mouvement,
puis les troubles fonctionnels de la vessie, de l'intestin, de l'estomac, parfois même de la vue.

A cet instant, nous intervenons à l'aide de nos

plaques dynamodermiques, et nous envoyons par
24 heures une augmentation de potentiel vital égal
à la somme la plus grande des échanges.

Immédiatement, sous l'influence de ce secours,
les échanges vitaux, qui étaient en partie supprimés, se remettent en fonction ; les cellules migratrices deviennent assez nombreuses pour continuer
leur œuvre ; elles s'en vont, appelées par le potentiel vital, secourir les points lésés, arrêtant de
suite la progression de cette désagrégation des
tissus médullaires. De là un arrêt brusque de la
diathèse.

C'est ainsi que nous avons constaté chez M. Soucat, dès le premier mois d'application, nous pourrions dire dès la première nuit, une amélioration
sensible.

Mais ce qu'il faut reconnaître avant tout, et je
tiens à appuyer sur ce fait, c'est que, dans
aucun cas, nous ne pouvons espérer obtenir autre
chose qu'un arrêt de la progression du mal. Les
cellules détruites localement, dont le grand nombre
finit par faire d'assez larges surfaces de tissu médullaire, ne se recomposeront pas. La portion de
moelle anéantie et remplacée par un tissu quasi
cicatriciel, mais sans aucune des qualités médullaires, ne se refera pas. Les lésions resteront ;
toutefois, les accidents ou effets produits sur
la motilité, sur les mouvements musculaires et
articulaires, seront, à coup sûr, très notablement
modifiés et améliorés par l'arrêt de la progression
de l'ataxie ; voilà, malgré tout, un point qu'il faut
envisager.

Lorsque notre client, M. Soucat, commença notre traitement, il était alité et incapable de se tenir debout.

Ses jambes, lancées à droite et à gauche, sans cohésion, comme mues par des ressorts invisibles, refusaient tout service. L'arrêt de la progression ataxique lui permit presque de suite de se tenir debout; et peu de temps après, avec quelque difficulté, il parvenait à se diriger en s'appuyant sur une canne. Aujourd'hui, et cela depuis sept ans, il marche seul, quoique avec un peu, mais très peu d'hésitation.

L'arrêt de la progression amène, on le voit, une puissante modification des symptômes; et, en effet, tant que dure la désagrégation de la moelle, la répercussion se fait sentir dans tous ses trajets, amenant ces douleurs intolérables connues sous le nom de douleurs fulgurantes, et aussi cette sensation d'étreinte qui fait dire aux malades qu'ils sont dans un corset de fer serré par une vis centrale.

L'arrêt de la progression se produit donc au moment précis où les cellules migratrices arrivent en nombre apporter leur concours résolutif à l'inflammation en rendant la vie aux tissus, remplaçant les cellules près de succomber ou s'incorporant à elles avec l'élément vital nouveau, le dynamisme complet, si nécessaire à la vie fonctionnelle et à la vie de relation.

Eh bien, ce qui se passe pour la moelle épinière se produit pour tous les tissus organiques de l'être. Et, si l'on n'a pas voulu tenir compte du fluide vital dans l'art de la réparation, c'est-à-dire dans la thérapeutique, nous allons de jour en jour constater que c'est par erreur ou par crainte de l'abstrait que cette lacune n'a pas été comblée.

Dans toutes nos applications, on reconnaîtra l'influence immédiate et durable de ce secours direct au potentiel vital, c'est-à-dire aux échanges vitaux. Un grand savant l'a dit il y a longtemps: donnez-moi le moyen de faire une cellule, et je vous ferai un homme de toutes pièces et doué comme les autres.

Oui, ce moyen existât-il, qu'il serait déjà très beau de l'employer à faire revivre ceux qui partent à la fleur de l'âge; mais il est une chose que nous pouvons déjà nous flatter de faire, grâce à nos moyens; c'est de retenir la vie plus longtemps que par toutes les autres méthodes, et cela nous l'avons prouvé.

L'ataxie locomotrice vaincue est la meilleure de toutes les preuves; la phtisie, nous a-t-on répondu, guérit quelquefois spontanément...

Très bien, mais l'ataxie? Jamais!

Eh bien, alors???

Je tenais surtout à expliquer ce phénomène irrécusable qui clôt d'un coup toutes les discussions par des faits assez probants pour que notre théorie ne reste plus à l'état de point d'interrogation chez les gens les plus susceptibles de raisonner.

Sur le système nerveux, l'action est plus lente, assurément; nous trouverons certaines névroses qui résisteront des semaines entières à nos soins.

Nous trouverons aussi des malades impatients

qui viendront s'étonner avec acrimonie de la lenteur de la cure.

Cela importe peu; l'essentiel est d'arriver à modifier un état pathologique réputé incurable.

Les heures de souffrance sont longues pour le
pauvre malade, que rien ne saurait consoler de
souffrir.

Notre premier devoir est de sympathiser avec
qui souffre et de tout supporter du malade. Il en
sera d'autant plus reconnaissant après la guérison.

Un jour, je fus mandé auprès d'un monsieur âgé
qui souffrait depuis plus de vingt-cinq ans d'une
névralgie faciale. Les cures en étaient arrivées à
durer des mois entiers. Le caractère du malade
était aigri à ce point que la seule présence d'un
médecin dans sa chambre hermétiquement close,
lui surexcitait le système nerveux. Soit qu'il ren-
dît la médecine responsable en la personne des
médecins, nul de nos confrères n'avait consenti à
lui continuer ses soins.

J'entendis toutes les injures qu'il plut au pauvre
homme de jeter sur le corps médical; et, quand il
se fut enfin calmé, je conseillai un traitement.

« Si vous avez la patience de continuer trois
mois, vous serez guéri, lui dis-je; mais, si vous ne
vous sentez pas cette patience, ne commencez
rien. »

Il répondit que pour la dernière fois de sa vie
il tenterait la chance de se guérir.

Huit jours après, ce malade était transformé; il
me reçut à cœur ouvert, et jamais plus aimable
homme ne mit à faire oublier un instant de mau-

vaise humeur autant de gracieuse sympathie qu'il
en déploya. La cure continuée amena la guérison
en moins d'un mois.

Il ne faut promettre que le quart de ce qu'on est
certain de pouvoir donner, c'est là un criterium
de réputation. Le malade se défie, avec raison
toutefois, des médecins qui promettent à priori
une guérison radicale à jour fixe. Mieux vaut tenir
que promettre, pour la sécurité et aussi pour la
gloire.

Les affections nerveuses, disions-nous, résistent
souvent plus longtemps que les autres. Il y a une
cause à cette résistance.

De toutes les sortes de cellules composant l'être,
la cellule nerveuse est la plus fragile et la plus
difficilement accessible.

Le fluide vital a sur elle une action excitante au
début et dont elle met quelques heures à s'accom-
moder le plus souvent ; et c'est surtout dans les névroses anciennes que le fait se produit, avant le
calme qui doit fatalement s'établir sous l'influence
de la métallothérapie ; c'est donc une hyprexcita-
bilité qui annonce un retour du dynamisme.

Ne soyons donc pas surpris de voir ces phénomènes se produire dans certaines névroses, et, de
même que nous l'avons vu pour un cas d'asthme
essentiel héréditaire, le retour immédiat des symptômes sera une preuve de l'évolution du potentiel
des échanges, c'est-à-dire le commencement de la
guérison.

Nous avons dit que le dynamisme vital était
composé de la résistance et des échanges. Eh bien,

toutes les affections d'origine nerveuse ont pour principal effet de diminuer cette résistance vitale qui est, après tout, le dynamisme de l'être.

Il est à remarquer qu'après les crises épileptiformes, les malades tombent, brisés de fatigue, dans une sorte d'état comateux. Cet état comateux est occasionné par la dépense de la résistance vitale. Ses contractures ont amené des mouvements désordonnés, des constrictions et des contractions générales : dépense de force, de potentiel vital, qui a surtout pris son point d'appui sur le foyer de vie qu'est la résistance.

Qu'y a-t-il donc de surprenant à voir des nerveux aux traits fatigués, aux muscles frêles et aussi, disons-le, au caractère aigri ? Ce sont des grincheux, disent les gens qui les approchent ? Mais véritablement, c'est plutôt miracle de les trouver debout et en état de converser même avec humeur.

Notons en passant que presque tous ces malades sont sous l'influence des remèdes scolastiques, que la médecine officielle distribue avec une désespérante énergie. Pour ne parler que du bromure de potassium, qui a une spécialité toute marquée dans la destruction des globules du sang, voilà, certes, des agents qui ne concourent pas à rétablir l'équilibre des forces nerveuses, puisqu'ils privent l'organisme de ses plus sûrs moyens de défense. Nous verrons plus tard, dans l'étude du cerveau, les phénomènes bizarres ajoutés aux symptômes morbides par la thérapeutique dite des calmants nerveux.

Nous pouvons déjà affirmer que toute substance médicamenteuse introduite dans l'économie, dans le but de calmer le système nerveux, n'a qu'une action passagère effective quant au résultat cherché ; tandis que l'action débilitante, altérante et nocive, en un mot, persiste d'autant plus qu'elle vient comme un appoint pathologique frapper encore un organisme débilité.

La médecine, ainsi envisagée, nous donnera sûrement la réputation de sceptiques, et les médecins officiels, habitués à agir avec les médicaments, ne se départiront sans doute pas, d'un seul coup, de leurs pratiques.

En effet, qu'a-t-il sous la main, le médecin appelé à soigner un nerveux en état de crise ?

Absolument rien, qu'une ordonnance.

Le malade demande du calme. Il lui en donne sans songer aux suites possibles, inéluctables.

Je souffre, je souffre ! soulagez-moi de suite, docteur !

Si la douleur a une acuité terrible, il n'y a pas à hésiter, il emploiera la morphine. La morphine qui soulage en stupéfiant, la morphine qui assomme en paralysant l'action, c'est-à-dire la vie. Le sommeil de la cellule est-il autre chose que la parodie de la mort ?

Pendant qu'elle vit encore dans l'anéantissement passager, la cellule peut-elle se nourrir et se vitaliser ?

Non. La torpeur n'est pas un repos, c'est un état morbide qui amène la dépression. De cette griserie, qui parfois dure et devient un besoin, une sorte de passion, naît une aggravation de la diathèse, quelle qu'elle soit.

Qu'importe, si la douleur est remplacée par une état aussi terrible, mettant le malade hors d'état de vivre, de penser, d'agir, c'est tomber d'un mal dans un pire. Il serait préférable, à tous les points de vue, de laisser évoluer la maladie et de ne pas interrompre la nature dans sa lutte contre la morbidité.

Nous pourrions étendre ce sujet de discussion à l'infini et prendre l'un après l'autre les médicaments couramment employés dans les maladies chroniques, pour démontrer que chacun d'eux est un non-sens et constitue par son action une lutte contre la nature.

Les affections chroniques nerveuses ont beau résister quelque peu à notre méthode, ce n'est qu'une question de jours, de semaines tout au plus ; notre pratique agissant dans le sens de la vie, pour la guérison, pour la reconstitution de l'élément vital, nous devons forcément et totalement triompher de tous les accident nerveux, fussent-ils constitués par des lésions graves.

Nous venons de voir rapidement les diathèses les plus sérieuses vaincues par notre méthode ; nous aurions pu relever des centaines de cas dans nos archives, si le temps nous l'avait permis ; mais cela suffit pour établir ce grand point : que nos applications ont obtenu des résultats complets où les médicaments internes avaient échoué.

Il ne nous reste plus qu'à étudier les applications de notre belle méthode. Au fur et à mesure que les cas morbides se présenteront, nous en ferons une étude spéciale complémentaire; car la pratique, ne l'oublions pas, a besoin d'être éclairée de toutes les leçons de l'expérience, qui est le domaine acquis de ceux qui ont passé leur vie à examiner et à soigner des malades.

Neurasthénie.

Nous pouvons aisément nous rendre compte de l'action métallothérapique sur le système nerveux, par les résultats obtenus dans l'asthme essentiel et dans l'ataxie. Tous les médicaments employés depuis des siècles ne doivent pas à autre chose qu'à leur action étudiée sur l'organisme humain la faveur dont ils ont profité. Tout, dans la thérapeutique médicamenteuse, est empirique, c'est-à-dire consacré par l'usage.

Mais, aujourd'hui, la méthode qui voudrait s'implanter dans ces conditions serait considérée comme illusoire. Notre siècle veut des explications, il demande à comprendre ; et, s'il conserve encore les anciennes coutumes médicales, les potions, pilules et dilutions, c'est que la méthode bien expliquée, bien nette et surtout bien concise lui fait défaut.

Voilà pourquoi le besoin s'imposait, en tant que méthode destinée à remplacer les drogues, de faire une école expliquant la pratique.

Nous avons étudié une des principales actions curatives du fluide vital introduit dans l'économie par les procédés métallothérapiques.

La grande question est maintenant de discuter à controverse : Certains auteurs ont prétendu que la métallothérapie agissait par combinaison modificatrice des fluides, soit locaux, soit généraux, de 'être ; à peu près comme le ferait un épispastique ou vésicant. Détruire cette idée doit être notre premier devoir, car c'est elle qui a été la source de toutes les hésitations contre lesquelles nous avons lutté et luttons encore.

Il est bon d'étudier et d'expliquer le phénomène produit par l'endosmose du vitalisme qui, des métaux unis et spécialement électrisés, se répand dans l'organisme humain sous le nom de métallothérapie.

Une des plus fréquentes critiques adressées aux plaques dynamodermiques fut celle-ci : Elles ne donnent rien au volt-mètre ni à l'ampère-mètre.

Eh bien, voilà précisément la base de notre théorie !

Que doit-on attendre de la métallothérapie, si ce n'est un fluide exempt de tout dynamisme propre ? La dynamodermie porte en elle le potentiel vital humain, mais qui ne peut être absorbé que par l'être lui-même ; il faut donc, pour qu'il passe librement, qu'on le mette en communication directe avec les tissus superficiels de l'être. Sans quoi, l'action déterminante de l'endosmose fluidique ne saurait se produire.

L'électrothérapie se mesure ; car c'est une force propre dont les atténuations dynamiques rendent les services qu'on peut attendre d'un résolutif. d'un massage et d'un excitant.

La métallothérapie, réparant le dynamisme vital par l'introduction du fluide propre à la reconstitution des cellules migratrices, ne saurait pas plus se mesurer que la dépense extériorisée du potentiel de résistance. La métallothérapie n'agit que sur l'être ; nous l'avons vu par l'expérience concluante de l'augmentation du potentiel sur un sujet pourvu de huit plaques dynamodermiques. A l'échelle biométrique, il nous a été facile de constater une augmentation du potentiel vital produite par la métallothérapie.

C'est donc seulement en fonctionnant sur l'être humain, par les affinités biogéniques naturelles, que le fluide vital se dégage magnétiquement pour aller augmenter le potentiel des échanges et le répartir selon les besoins de l'hyperesthésie et du déséquilibre.

Il est à remarquer que plus les besoins sont grands, et plus la somme des échanges sera augmentée. Nous le verrons sur des malades débilités par la névrose, et par des diathésiques anémiés par la succession des crises.

Les cas ne manquent pas dans chaque sorte de ces maladies de longue durée ; nous allons étudier l'action métallothérapique sur une affection très répandue, et qu'on désigne sous le nom de neurasthénie.

Faire l'historique de la neurasthénie, c'est prouver que l'organisme humain est essentiellement régi par la répartition générale du potentiel vital, et que seuls, les échanges vitaux diminués provoquent un déséquilibre général, affectant plus particulièrement le système nerveux.

Les troubles qui résultent de cet état sont multiples ; les malades offrent donc des symptômes spéciaux à chacun d'eux pour ainsi dire. Les généralités symptomatiques peuvent se résumer, mais toujours les malades les trouveront incomplètes en ce qui les concerne.

Le thème est beau et nous aurions pu, à priori, entrer dans le vif de notre théorie du vitalisme en prenant pour thèse d'action la neurasthénie.

Il a fallu deux siècles d'études et d'observations, pour arriver à classer sous une seule forme, ce qui n'est autre chose que le déséquilibre du potentiel vital.

Longtemps on a confondu les altérations du système nerveux avec des maladies à lésion déterminée. La chirurgie, si elle n'a rendu qu'un service à la science du diagnostic, l'a du moins rendu grand, en prouvant que les organes des neurasthéniques étaient indemnes de toute lésion.

Les malades imaginaires n'étaient pas autre chose que des neurasthéniques, au siècle dernier. Aujourd'hui, nous ne doutons plus qu'un malade qui se plaint ait sujet de le faire. Ne fît-il que se plaindre sans souffrir, que nous le traiterions encore d'hyperesthésié de la pensée, et que nous le soignerions ; car il n'est, en réalité, pas naturel de n'avoir qu'une seule idée, celle de la plainte.

Les malades qu'une conversation distrait et suffit à améliorer momentanément sont des neurasthéniques aussi ; vous les voyez retomber dans leur état d'abattement, de torpeur ou de souffrance dès que le cerveau cesse d'être distrait par une influence quelconque.

Il serait long d'énumérer les différents symptômes qui ont fait confondre l'arthritisme, le rhumatisme, l'herpétisme même, avec les troubles nerveux dont nous parlons.

Les neurasthéniques sont plus particulièrement privés des échanges sensitifs que des échanges moteurs ; et cependant leurs nerfs moteurs prennent part souvent au concert discordant de l'élévation du potentiel vital et de l'abaissement de celui des échanges.

En voici un exemple frappant :

M. J. D. est un rentier âgé de cinquante ans. Il s'est retiré de l'industrie, il y a cinq ans, son état de santé ne lui permettant plus de s'occuper de ses affaires industrielles. N'étant pas assez riche pour se procurer le confortable auquel il était habitué, il a demandé et obtenu un petit emploi de surveillance qui lui demande environ quatre heures par jour.

Il vient nous consulter et nous fait l'historique de son état.

En 1890, je me sentis très fatigué, nous dit-il. J'étais âgé de 45 ans et j'avais une grosse affaire qui me contraignait à me lever matin et à me coucher assez tard, après ma comptabilité. Le sommeil ne venait plus que le matin, au moment où je devais me lever. En sorte que j'étais presque sans repos. Après le déjeuner, je m'endormais sur mes livres, et cela durait une heure. Il m'était impossible de résister à cette somnolence.

Plusieurs fois j'ai voulu résister, marcher, m'occuper manuellement, mais je suis tombé à terre inerte, sans connaissance. Puis, après un an de ces symptômes, le sommeil m'est revenu ; alors je dormais trop ; à peine dans mon lit, je tombais dans un anéantissement complet, et le matin on avait toutes les peines du monde à me tirer de cet état. Enfin, ma tête se prit, et ce fut le plus terrible de tous les supplices.

Tant que je ne travaillais pas, mon sort était supportable, mais, à la moindre tension d'esprit, il me semblait que ma tête était serrée dans un étau. Les tempes et la nuque, surtout, éprouvaient une constriction telle que j'en avais des sueurs froides et même de véritables nausées, avec une sorte de mal de mer.

Pendant six mois je luttai contre cet état, que rien ne put atténuer. On me traita pour la dilatation d'estomac, pour une inflammation de l'enveloppe de la moelle, on me purgea à outrance, je pris de moi-même toutes les potions, pilules, etc., vantées à la quatrième page des journaux quotidiens. Enfin, dit M. J. D., je ne reculai devant rien après avoir consulté une somnambule, je recourus aux injections de chlorhydrate de morphine, puis à l'antipyrine, et mon état s'aggrava plutôt que de s'atténuer. Ce que voyant, je pris la résolution de quitter les affaires.

Mais les forces physiques ne tardèrent pas à s'épuiser ; j'acceptai un petit emploi de surveillance administrative me demandant quelques heures par jour, et ce fut à peine s'il me fut possible de me rendre à pied à l'usine, qui était distante de mille mètres de chez moi. Je dus même, parfois, prendre une voiture pour accomplir ce court trajet. Mes jambes refusaient le service. Puis mes digestions devinrent pénibles, ma vue baissa presque subitement ; mais ce qui me peina le plus encore, ce fut la frigidité. A quarante-six ans, vous avouerez que l'impuissance est un symptôme fâcheux.

Il ne se passa pas un jour sans que je subisse les effets de cet état, que je m'efforçais le plus possible de cacher aux miens. Malgré tous mes efforts, j'étais et je suis encore triste. Quand je dois écrire une lettre, il me faut deux jours de préparation. Ma main tremble, ma tête se perd, et j'omets les trois quarts de ce que j'ai à dire.

Ma mémoire elle-même est infidèle, à ce point que j'oublie, en vous racontant ces faits, une foule de détails et de symptômes de cette étrange maladie.

Mais, depuis 1890, je n'ai pas passé un seul jour dans le calme que donne la santé. En ce moment, j'ai les muscles brisés de fatigue, et la conversation que je viens de soutenir pendant un quart d'heure a achevé de me courbaturer. Je ne lis plus, et c'est un de mes amis, qui m'a parlé de vos intéressants travaux sur les affections nerveuses, qui m'a décidé à venir vous consulter.

Nous avons examiné sérieusement M. J. D. Le cœur bat normalement, sans un souffle, sans une intermittence, mais il nous semble un peu fatigué et légèrement accéléré dans ses battements.

9.

Le foie ne présente rien d'anormal, sinon un peu, très peu d'hypertrophie ; il ne dépasse pas les fausses côtes de plus d'un centimètre, cependant.

L'estomac est légèrement dilaté, mais pas de façon inquiétante. Cette dilatation chez un sujet ordinaire passerait inaperçue. Les réflexes rotuliens sont normaux, la vue subit l'influence générale, le fond de l'œil est sillonné de veinules décolorées, les muqueuses sont pâles, la conjonctive normale, le regard un peu éteint. Les muscles grêles, quoique résistants.

L'urine, analysée récemment, ne contient ni sucre ni albumine, mais de l'urée en excès ; il y a 28 grammes d'urée, ce qui dépasse de huit grammes au moins le maximum.

Mais la précédente analyse donnait : urée 19 grammes ; il faut penser à une intercurrence spéciale causée par un changement de régime.

Nous mesurons par pure curiosité le potentiel de ce malade, et nous trouvons 3,17. Assurément, il y a une augmentation des plus sensibles.

Le 1er août, M. J. D. commencera le traitement suivant et viendra nous voir après 15 jours de ces soins.

Plaques dynamodermiques : trajet vertébral, reins, estomac, cœur, foie, lombes.

Carburateur : 2 séances de vingt minutes matin et soir.

Le 17 août, notre malade vient en voiture nous rendre visite. Il va mieux, nous dit-il en arrivant, mais il n'est pas guéri. Il se trouve sous une impression indéfinissable, comme un convalescent

au sortir d'une longue maladie. Son goût et son
odorat ont acquis une acuité telle qu'il perçoit la
plus légère odeur à des distances étonnantes. La
vie ordinaire l'intéresse moins, il vit dans le vague,
nous dit-il. Mais il affirme qu'il préfère mille fois
cet état à l'ancien.

Nous conseillons de persister et de venir nous
voir dans quinze autres jours, sans rien changer
d'ici là à son traitement.

Le 2 décembre, c'est-à-dire après un mois de
soins, M. J. D. vient une seconde fois nous
rendre compte du résultat obtenu. Il est parfait,
nous affirme-t-il. Le sommeil est bon, il dort
d'emblée en se couchant huit heures de suite,
puis il se lève reposé ; et il peut lire et écrire,
chose qu'il ne pouvait plus faire depuis cinq ans
environ sans éprouver des troubles sérieux.

Nous cessons les carburations et faisons renouveler les plaques, qu'il portera aux mêmes endroits, pendant un mois encore.

Nous mesurons le potentiel vital de M. J. D. à
ce moment, c'est-à-dire après trente jours de
notre traitement, et nous trouvons 2,22, soit une
diminution de 0,95, près d'un degré.

Enfin, vers le 6 octobre, M. J. D. vient nous
rendre compte du succès plus que complet de la
cure ; non seulement tous les troubles généraux
ont disparu, mais il n'est plus impuissant ; son
inaction le gêne, et il va se remettre dans les
affaires.

J'ai choisi ce cas spécial, qui semble réunir une
grande quantité de symptômes physiques et

psychiques, pour parler de la neurasthénie et prouver que l'influx nerveux, déséquilibré par un excès de travail ou de dépenses de force quelconque, répondait directement à l'augmentation du potentiel des échanges. Ce fait bien établi prouve que, dans les névroses comme dans les défaillances vitales, notre métallothérapie devient l'auxiliaire la plus complète de la nature et que sans le secours d'aucune autre médication, elle remédie à tous les déséquilibres de l'hyperesthésie sensorielle et organique.

Nous venons d'examiner une des grandes manifestations morbides de notre époque; certains auteurs ont ramené cette diathèse au juste milieu de l'appréciation et de l'observation en la nommant épuisement nerveux.

Comme causes, elle reconnaît absolument la vie à outrance, la lutte pour la vie, l'hérédité des mêmes assauts, des mêmes luttes ayant produit les mêmes fatigues sur les ascendants.

Il ne faut pas être grand clerc ni savant médecin pour comprendre que notre civilisation est au-dessus de nos moyens physiques.

La tension cervicale est plus grande encore que la tension musculaire, nous vivons double dans une sorte d'enfer perpétuel, poussés par les besoins, écrasés par des soucis, par des rancœurs, par des compétitions, mettant un frein à l'activité morale par une activité physique équilibrant l'une de ces dépenses fantastiques par l'autre. Avec par-dessus tout une difficulté matérielle plus grande au fur et à mesure du progrès; car nous

avançons à tout instant dans ce que nous nommons la civilisation, alors que nous aurions plus
besoin du calme de l'état sauvage, parce qu'il a
du moins l'air pur pour milieu.

De ce combat, de cette lutte acharnée, de ces
dépenses physiques et morales, naît une nouvelle
forme de résistance qui s'appuie sur le système
nerveux tout entier, prenant son point d'appui
sur les autres, sur les plexus, anémiant la cellule
jusqu'à épuisement complet des échanges vitaux.
De là ces manifestations nombreuses des effets,
ces symptômes multiples et indescriptibles parce
qu'ils sont légion, et que chaque malade en
éprouve de spéciaux.

Qui fera rentrer ces symptômes dans les manifestations arthritiques aura raison, tout comme
celui qui les dira d'origine névropathique. Enfin,
le clinicien de la mentalité en fera une nosologie
de son ressort ; et tous s'appuieront sur des
données exactes, et tous auront raison, chacun
dans sa théorie, parce que c'est bien en effet un
déséquilibre général qui a une action réflexe sur
l'ensemble et sur chacun des organes, y compris
le cerveau.

La science médicale, qui a réussi à faire ce diagnostic de la neurasthénie, a oublié ou n'a pas
voulu tenir compte du vitalisme extérieur ; elle sera
forcée d'y venir ; car, après les travaux de Charcot
sur le système nerveux, il est désormais indéniable que l'agent sans cesse renouvelé de la vie
organique se trouve dans l'ambiance de l'être,
extériorisé, mais systématiquement en contact

naturel avec l'économie, que ce fluide, composé
des trois agents électricité, magnétisme, *via*, ne
peut pénétrer qu'en quantité spécialement dosée,
et que dans les hyperesthésies, alors que la résistance absorbe tout, les échanges dont vivent les
cellules migratrices en sont dépourvues; or, il faut
bien reconnaître que la Dynamodermie, rétablissant l'équilibre, abaissant le potentiel et rétablissant les échanges, obtenant par cela même la
disparition des symptômes, le retour à l'état
normal et celui de l'activité sensorielle et organique, est bien réellement l'essence même du
fluide vital.

Voilà ce que j'ai tenu à démontrer en prenant
pour exemple un cas de neurasthénie datant de
plus de six années et qui a été vaincu complètement en deux mois de nos soins, sans le secours
d'aucun autre agent, d'aucune substance médicamenteuse. Car, dans cette affection redoutable et
si répandue, c'est bien réellement, comme on a
pu le constater, la cellule migratrice qui était
raréfiée avec les échanges vitaux.

Instabilité.

Après avoir parlé de la neurasthénie et de quelques troubles observés chez un malade, pris
comme observation, étudions certains états auxquels nous donnerons le nom d'instabilité vitale.

Le nombre des cas répondant aux symptômes
que nous allons énumérer est grand.

On pourrait dire que ces désordres constituent à eux seuls la véritable diathèse qu'on s'efforce à chercher ou plutôt à qualifier.

Ces déséquilibres sont fréquents, surtout dans les grands centres, où la vie tient du surmenage continuel ; car la fatigue musculaire seule ne parviendrait pas à les produire.

Si le malade en question consulte son médecin sur la cause ou sur l'origine de ses malaises, il obtient invariablement cette réponse : c'est de l'arthritisme. Le rhumatisme explique tout, comme autrefois le mot nervosisme ;

Un jour bon, un jour mauvais, voilà le symptôme. Chez quelques-uns, la période mauvaise dure trois ou quatre jours et fait place à quelques bonnes semaines.

Mais, pour beaucoup, c'est plus fréquent, surtout aux environs de la quarantaine.

Que se passe-t-il, et quelles sont les causes de ces symptômes, toujours moraux autant que physiques ?

Le malade en question s'est couché très gai, il il a bien dormi ; le lendemain, il est triste, de méchante humeur parfois ; le travail lui est impossible ; il ne peut parvenir à fixer sa pensée, et il voit tout en noir.

Le soleil du matin n'a plus le don de le ranimer. Ce ne sera que vers le soir qu'il reprendra sa gaîté et son entrain.

En résumé, c'est le renversement des choses établies. Ce malade vivra la nuit au lieu du jour ; et il ne souffrira plus quand les lampes seront allumées.

Comme douleurs physiques, il constate une sorte de lassitude générale, il a les extrémités chaudes, pas la moindre fièvre, cependant; mais il est plus souffrant que certains fiévreux qui comptent une température de 39°.

Veulent-ils forcer la note, ils ne font rien de bien, ils manquent de grâce, comme ils manquent de fond. Le détraquement est général. Ces gens-là ne sont pas dans leur assiette. Il en est qui ne se rendent aucun compte de l'effet qu'ils subissent; et généralement les causes sont ignorées ou mal connues.

C'est au potentiel des échanges qu'il faut les demander; l'excès de vitalité a rompu l'équilibre, et la résistance vitale fait valoir ses droits. Pendant la rénovation de la résistance, le malade vit sans équilibre et sans force. Il est anéanti, ses facultés sont dans la résolution, comme les muscles pendant le sommeil. Et, en réalité, ce ne sont pas les plus mal partagés, ceux qui sont atteints de cette instabilité, que nous pouvons dire réparatrice; car, à chaque nouvelle crise, l'équilibre vital se refait, évitant des désordres organiques.

Cependant, sans autre auxiliaire que l'abattement, qui met le malade dans l'impossibilité de produire un travail ou une dépense quelconques, la nature lutte encore contre l'effet des besoins de dépense, d'activité, du sujet. Le retour de l'équilibre ne s'effectue pas sans une fatigue.

C'est certainement le motif qui produit à la longue l'augmentation de fréquence, de durée et d'atonie des crises.

Je suis obligé de passer rapidement sur la symptomatologie de ces crises ; car nous pourrions,
avec un peu d'attention, leur trouver une analogie
certaine avec la neurasthénie.

Eh bien, ces instabilités d'équilibre, qui constituent des états assez sérieux de neurasthénie
passagère, doivent être envisagés comme les prodromes d'affections chroniques. C'est de la fatigue
qu'ils naissent ; et la réparation, qui se fait en quelques jours au début, finit par ne plus se faire qu'en
des semaines, laissant des traces indélébiles de
leur passage.

Les maladies dites par ralentissement de la nutrition, qui affectent les centres organiques tout
autant que les plexus nerveux, en sont les redoutables effets. Chez les sujets de résistance sérieuse, l'évolution tarde davantage, mais, à coup
sûr, les chocs produits par ces intermittences
d'instabilité finissent toujours par en avoir raison.

De là, la série, sans cesse progressante, des maladies évolutoires dont le processus est connu.

La débilité, la misère physiologique, les déchéances organiques du cœur, du foie, des reins
et de tous les organes, sous les termes pathologiques de diabète, albuminurie, congestions du cerveau, de la moelle, dilatations, hypertrophies, etc.

L'étude des causalités, qui n'a pas encore été
faite quant à l'éclosion de ces troubles, peut sem-
bler être notre unique auxiliaire dans notre affir-
mation ; mais du moins arrivons-nous au but en
prouvant, par notre pratique, la véracité de nos

théories. Nous avons vu céder l'albuminurie à un
traitement de quinze jours par l'application métallothérapique ; le mal de Bright ne résiste pas un
mois à nos soins par le même procédé, et nous
avons chaque jour des résultats probants de l'efficacité de nos moyens sur les dilatations et sur
l'hypertrophie de tous les organes. Il s'agit donc
bien d'une série de troubles dus à l'hyperesthésie, au déséquilibre vital, que le potentiel
des échanges, une fois rétabli, finit par dissiper et
guérir. Étudier la pathologie de toutes les affections chroniques, depuis la paralysie jusqu'au diabète, c'est faire l'historique du déséquilibre des
échanges vitaux.

Quel sera l'organe qui cédera le premier aux
redoutables attaques de l'hyperesthésie ?

Le système nerveux, le plus souvent ; ou bien,
par une sorte de réflexe explicable dans chaque
cas, avec un peu d'étude, ce sera une des ramifications de l'arbre qui portera le trouble, qui excé-
dera tel ou tel organe, le privant de son potentiel
en traitant sa résistance.

L'hérédité, sur laquelle on a tablé si longtemps,
n'a certainement pas autant de torts qu'on veut
bien lui en accorder. Il n'est pas un atavisme qui
ne puisse être modifié ou même complètement
détruit par une augmentation de la vitalité sur les
centres où le potentiel fait défaut.

La médecine ne peut pas prévoir ; on ne recourt
à elle qu'au moment précis où les troubles termi-
naux, conséquences des diminutions vitales, sont
en pleine évolution. Il s'agit donc pour elle de

remédier aux symptômes, de combattre les effets sans s'occuper des causes.

Les causes, nous les connaissons, nous ; ce sont les déséquilibres du fluide vital, la diminution des réserves, des échanges, des cellules migratrices en un mot qui les font. Or, remédier aux effets constitue une sorte d'ironie. On assiste par ce fait au débat de la nature, comme qui épongerait le front ensanglanté d'un boxeur sans faire cesser le pugilat. De nouvelles blessures naissent du combat, et la répétition de ces blessures augmente de moment en moment la gravité du péril.

Attaquons-nous aux causes, remédions aux échanges vitaux à l'aide des agents qui les composent et qui les réforment; nous allons voir comment.

Compensations.

La différence qui existe entre le traitement par les médicaments et le traitement par augmentation générale du potentiel vital, est celle-ci : L'action du médicament est ou excitante ou calmante. Si elle est excitante, elle donne ce qu'on pourrait nommer une poussée à la vitalité. Si elle est calmante, elle arrête momentanément l'activité organique.

Or, dans les deux cas, cette médication n'a aucun effet durable ; il faudra recourir aux doses pour le continuer et augmenter progressivement les doses pour vaincre l'accoutumance.

C'est ainsi que les malades qui ont lutté contre des affections chroniques à crises douloureuses ont pris une première fois 5 centigrammes d'un médicament dont ils ont fini par prendre 1 et 2 grammes en peu de temps, tels les morphinomanes.

Il ne s'agit point ici pour nous de faire une critique. Nous avons le respect de toutes les écoles et tout particulièrement de celle à laquelle nous devons tant de confrères dévoués jusqu'à l'abnégation. Seulement, dans le domaine des affections chroniques, nous avons pour mission, autant que comme devoir, de revendiquer les droits de la nature.

Pourquoi, en effet, ne pas laisser de côté un mode de traitement qui ne peut que nuire, pour accepter celui qui seul peut être utile et guérir infailliblement ?

Eh bien, voici comment s'opèrent à l'aide de notre méthode ce que je nommerai les compensations, dans l'organisme humain lésé, excédé, alangui dans ses fonctions et sa résistance.

Par la métallothérapie, l'action externe, en principe, a pour but d'augmenter, par le passage des fluides dégagés, une somme de potentiel vital dont la plus grande partie exerce localement son influence tonique et reconstituante, tandis que le surplus se répand et se mêle au torrent de la vitalité générale.

Sous l'augmentation immédiate du potentiel de la résistance, les douleurs s'apaisent, pendant que les échanges reprennent leur cours.

La lutte cesse ; l'auxiliaire direct et la nature
activant la formation des cellules migratrices,
l'effort du fluide vital n'est plus strictement appelé sur le point lésé de la résistance. Voilà ce
que produit immédiatement, et sans aucun aléa
possible, l'action dynamodermique externe.

Ce n'est ni une excitation ni un calmant, ni un
palliatif; c'est une compensation !

Admettons, pour un instant, un malade atteint
de rhumatisme. La douleur ou plutôt le mal
affecte la muqueuse de l'estomac. Le malade
souffre atrocement. Déjà l'on a employé les médicaments à action calmante, rien n'y a fait.

Nous arrivons avec nos plaques dynamodermiques.

Voici ce qui se passe exactement.

L'estomac est le siège d'une inflammation, le
potentiel des échanges est entièrement consacré
à la lutte contre l'inflammation; et, si nous voulons nous faire une idée de cette lutte, le fluide
vital semble s'offrir aux comburations de la fièvre,
qui sans secours aurait promptement brûlé la
partie enflammée.

C'est ainsi que, dans certaines fièvres de longue
durée, l'abondance de fluide vital n'est pas assez
considérable pour empêcher des lésions cardiaques, myocarde brûlé soudain par un degré
thermique surélevé ; et, si l'élévation de la température atteint 42°, la mort survient par suite d'arrêt de la résistance excédée.

Mais nous fixons des plaques dynamodermiques,
et, de suite, les échanges, en partie arrêtés ou

compromis quant à leurs fonctions, reprennent leur cours. L'afflux vital augmenté par l'auxiliaire métallothérapique suffit à pourvoir les échanges, pendant que le potentiel de la résistance achève son œuvre de guérison. Voilà pour les fonctions du vitalisme.

Il est maintenant une autre action sédative, prophylactique, des plus importantes à signaler ; c'est l'arrêt immédiat de la douleur par l'action directe, locale de la dynamodermie. Indépendamment des afflux vitaux, un courant léger se dégage des métaux, pénètre au sein des tissus enflammés et leur apporte le calme d'une sédation lente et continue.

Il n'est pas d'exemple, depuis près de quinze ans, qu'une douleur quelconque ait jamais résisté *plus de cinq minutes* à l'application d'une plaque dynamodermique.

Il en est de même du réveil de la sensibilité, dans les paralysies. Lors des essais faits par la commission de l'Académie de Médecine de Paris, on a constaté, et le rapport en fait foi, le retour de la sensibilité sur un paralytique hémiplégique depuis onze années.

Là encore, nous sommes en présence du grand phénomène de l'arrêt des échanges vaincu par la métallothérapie externe, c'est-à-dire par les plaques dynamodermiques.

La paralysie ne saurait être considérée autrement ; il est bien certain que, si le potentiel des échanges était suffisant, s'il n'y avait pas un accaparement du fluide vital par les désordres

locaux, soit de l'hémorragie cérébrale, soit d'une
congestion passive, les cellules migratrices vien-
draient promptement à bout des causes ; mais, de
jour en jour, leur nombre diminue sous l'effort
de la résistance, et les malades sont le plus souvent en butte au retour des accès, par suite de
l'affaiblissement vital entretenu et augmenté par
cet état de choses.

Nous pourrions, comme nous l'avons fait en
citant quelques cas, faire passer sous les yeux du
lecteur toute la pathologie, dans ces mêmes conditions. Toujours et pour toutes les affections chroniques, nous nous trouverions en face des mêmes
phénomènes et du même mécanisme. Il serait facile de ramener toutes les chronicités au même
coefficient, car il ne peut, dans tout déséquilibre,
que se produire une diminution des échanges,
c'est-à-dire de la vitalité ambiante, destinée à l'entretien du dynamisme et à la continuation de la vie.

Nous avons déjà passé en revue les affections
qui causent le plus de débilités physiques.

Dans toutes, nous avons remarqué une élévation du potentiel qui, comme une sorte de suractivité, entraînait une dépense inutile et même
nuisible à la vie.

Quand l'organisme tout entier s'excède pour
lutter contre un déséquilibre vital, quand il y a
arrêt d'une production destinée à la réparation
quotidienne des forces, c'est, en effet, la vie qui
se trouve amoindrie, non seulement comme durée,
mais comme action.

La Médecine Nouvelle est entièrement basée

sur le besoin de rendre la faculté des échanges possible ; parce que c'est là que se pose le problème. Il ne s'agit pas seulement de faire disparaître quelques-uns des effets de la maladie ; la douleur n'est que le cri d'alarme de la nature en péril. Calmer la douleur n'est donc pas faire autre chose que mettre un bâillon pour empêcher les appels.

Le retour de la vitalité est l'objectif ; nous l'obtenons sans conteste, en rendant au potentiel des échanges le libre cours que la résistance vitale intercepte au seul bénéfice de la lésion ou de l'hyperesthésie morbide.

Il nous reste, au point de vue pratique, une explication à fournir au sujet de l'action nocturne choisie pour nos applications dynamodermiques.

Tout d'abord, les plaques dynamodermiques avaient l'inconvénient de perdre une certaine partie de leur potentiel par l'exagération des dépenses vitales ou des efforts dus à l'activité musculaire.

En 1875, il fut remédié à cet inconvénient par l'adjonction d'un régulateur et par une obturation isolante. Mais la pratique, qui est à la théorie ce qu'est la preuve à l'opération arithmétique, a démontré que, pendant la résolution musculaire, c'est-à-dire pendant le sommeil, les échanges vitaux bénéficiaient doublement de la diffusion des facteurs dans l'économie.

Le sommeil est lui-même un réparateur, car il exige moins de dépense de potentiel général ; d'un autre côté, l'action dynamodermique favorise le sommeil, comme certaines faiblesses sont elles-mêmes favorables à la nutrition somnolente.

Il y a dans notre clientèle un grand nombre de personnes qui ne dorment qu'à l'aide des plaques dynamodermiques.

Elles sont donc à ce point sédatives qu'elles aident la résolution musculaire et calment les systèmes nerveux les plus hyperesthésiés.

Or, si nous considérons que, en dehors de tout médicament stupéfiant, anesthésique ou dormitif, il ne peut y avoir, pour amener le sommeil, qu'un état normal, les plaques dynamodermiques produisent assurément un effet naturel salutaire. Les nerveux, les excités, les anorexiques, se réveillent absolument reposés après une nuit d'application de nos plaques.

J'ai sous les yeux, à ce propos, une lettre bien affectueusement reconnaissante, qui émane d'une des plus vieilles amies de la Médecine Nouvelle.

Une parente de cette dame avait depuis plus d'une année perdu le sommeil, après avoir passé six mois à soigner et à veiller son père, un vieillard qui ne lui laissait ni repos ni trêve, la nuit comme le jour.

Le sommeil est parfois une habitude, comme la plupart des fonctions; il s'ensuivit, pour la pauvre malade, une sorte d'affaiblissement général avec hyperesthésie nerveuse.

Elle se couchait cependant à une heure régulière, s'endormait quelques instants, puis se réveillait après trente-cinq ou quarante minutes d'un sommeil complet. Mais jusqu'au matin elle entendait sonner toutes les heures.

Après deux ans de ce supplice, notre cliente et amie lui conseilla enfin les applications de nos plaques dynamodermiques.

L'effet fut magique : dès la première nuit, le sommeil s'installa, et depuis, il y a six mois de cela, elle n'a pas manqué de passer une bonne nuit et de se réveiller le matin dispose et reposée.

Voilà des preuves militantes en faveur des applications nocturnes ; outre que l'action vitale régressive s'en trouve à merveille, le sommeil ne peut faire défaut au malade qui est sous l'action de la dynamodermie ; et le sommeil a toujours été l'adjuvant certain de l'équilibre du dynamisme.

Quand j'aurai rappelé que nous avons pour objectif de rendre au système nerveux, plus spécialement en cause dans toutes les hyper-esthésies et dans tous les déséquilibres morbides, le plus possible de potentiel vital, et qu'à cet effet le point d'élection principal de nos efforts est le trajet vertébral, il ne me restera plus qu'à insister pour les maladies chroniques traitées par la dynamodermie, sur les applications au niveau des organes le plus souvent en fonctions inter-mittentes. L'estomac, l'intestin, les reins, le foie, la vessie, la rate, doivent être, en tant qu'organes d'assimilation et surtout d'élimination, l'objet de notre constante sollicitude.

C'est de leur harmonie et aussi de leur fonc-tionnement bien complet que dépend la nutrition de l'être, c'est-à-dire la formation de la partie matérielle que le fluide vital est destiné à animer et à entretenir par ses échanges constants.

L'ART DE GUÉRIR.

Nous voici arrivé au point le plus important de notre méthode, c'est-à-dire à son application en tout état de cause, et sur tous les sujets les plus divers comme pathologie.

L'art du médecin consiste à ne s'occuper que du malade et non pas de la théorie. C'est du moins le but que je me proposerai de poursuivre en démontrant que chez dix malades atteints du même mal les caractères en sont différents et les symptômes variables.

La seule cause du retard de la médecine est dans l'observation du principe scolastique.

Le médecin a appris une théorie qu'il se répète à lui-même devant son malade, en cherchant les symptômes décrits, en tâtonnant, en attendant; pendant ce temps-là, le mal progresse, les forces diminuent, et la gravité s'accentue.

Mais pourquoi, en effet, tant se hâter alors qu'on ne combat que les effets sans remédier aux causes ?

Les drogues, n'ayant jamais servi qu'à atténuer la douleur, ont besoin d'être étudiées ; les doses

mesurées et fractionnées, de façon à ne pas dépasser le but, en intoxicant, etc.

Voilà les raisons qui empêchent le plus souvent
d'intervenir dans les cas sérieux. Si l'arsenal de
la thérapeutique n'était pas composé d'engins
aussi redoutables comme maniement, les choses
n'en seraient que mieux ; mais à chaque médicament employé, le redoutable point d'interrogation
se dresse. Empoisonnera-t-on le malade, ou bien
sera-t-il calmé ?

Dans ces conditions, la prudence la plus grande
s'impose, et, il faut le dire, elle est la règle générale guidant les médecins.

C'est pour cela que les grands maîtres en thérapeutique ont toujours préconisé la méthode expec-
tante, qui consiste à attendre avant d'intervenir.
Eh bien, cette attente a pour but de laisser agir
la nature. Et c'est, en réalité, tout ce que des
médecins mal armés pour la lutte ont de mieux à
faire.

Aujourd'hui, plus que jamais, la Médecine scolastique semble avoir renoncé aux drogues, et ne
les emploie guère que pour prouver aux malades
qu'on fait quelque chose.

Les plus réputés d'entre les praticiens ne
formulent plus. On voyait naguère les tables
de nuit des malades surchargées de fioles et de
pots, de pilules dans leurs boîtes, de poudres en
paquets, etc.

Maintenant, on recourt aux spécialités pharmaceutiques les plus bénignes. On se défie, et l'on a
bien raison.

Notre science nouvelle nous place heureusement sur un tout autre terrain. Nous pouvons intervenir de suite, luttant contre les déchéances, contre l'élément douleur, en triomphant de l'inflammation.

Voilà pourquoi nous aurons le pas sur les autres écoles, qui droguent et fatiguent l'organisme ; c'est que nous tonifions et que nous équilibrons de suite les forces vitales du malade.

Nous allons immédiatement procéder, par notre intervention, à l'administration, dans l'organisme malade, du fluide qui manque ; nous allons ranimer le foyer de vie, l'entretenir et réparer les réserves en augmentant la quantité des cellules migratrices.

Dès qu'un malade annoncera du mieux, nous pourrons le considérer comme acquis d'une façon sûre et durable, ce qui ne saurait exister sous l'influence des médicaments, cette influence n'étant que passagère.

Les maladies, au point de vue de notre méthode, ont toutes une cause unique. Cette cause, c'est la diminution dans l'être du potentiel des échanges. Le déséquilibre amène l'état morbide. Or, si cet état morbide ne se termine pas toujours par la mort, c'est que l'équilibre se rétablit ; c'est que la nature triomphe dans sa lutte contre le mal. Et cela arrive souvent, sans aucune intervention.

Quel est donc le médecin qui peut se flatter d'avoir guéri un malade avec des drogues ? Nous ne le croirions pas ; nous serions même incapa-

10.

bles de constater l'action curative d'un médicament ; car il n'existe pas de moyens propres à
reconnaître le fait.

Pour ne prendre qu'un exemple, nous avons,
parmi les maladies les plus répandues, la fièvre
typhoïde, dont l'évolution est ordinairement de
vingt et un jours.

Si le malade est bien soigné hygiéniquement, il
y a quatre-vingts chances sur cent, de le guérir ;
mais est-il un médecin pouvant répondre sur sa
vie de guérir un typhoïde ? Non, la moindre complication survenant le laissera dans l'angoisse
d'un dénouement fatal. La lutte contre les symptômes n'est pas une cure.

Si la fièvre finit par quitter le malade après
trois septénaires, le malade vaudra ce qu'il vaudra ; il restera avec les désordres causés : son
cerveau ou son cœur seront frappés, son ouïe ou
sa vue diminuées, ses forces perdues. Le pauvre
patient sera vivant, mais non pas guéri. La médecine scolastique n'aura rendu aucun service à ce
malade, puisque la maladie, tout en évoluant,
aura causé des ravages qui persisteront des années
et peut-être même, cela se voit tous les jours,
pendant la vie entière des pauvres affectés.

Non, ce n'est pas guérir, c'est aider d'une
façon héroïque, plutôt morale que physique, le
mal à évoluer normalement, que de médicamen-
ter ou de faire simplement du régime dans les
maladies.

Il ne peut y avoir intervention sérieuse que par
l'adjonction du vitalisme aux agents vitaux exis-

tants. Et ce n'est ni la nourriture ni les drogues
qui auront la puissance nécessaire à l'augmentation de ce vitalisme parce qu'elles ne sont pas
productrices de ce fluide vital, qui n'appartient
qu'aux éléments constitutifs du potentiel vital.

Nous l'avons vu, la maladie est unique ; qu'elle
frappe un ou plusieurs organes, sa cause est tout
entière dans le déséquilibre de la vitalité.

Ce déséquilibre amène, en se continuant, en
poursuivant son œuvre, une série de complications, qui font de certains cas pathologiques de
véritables cercles vicieux inextricables. Pourquoi
donc dit-on en médecine : S'il n'y a pas de complications, le malade guérira ?

Mais cela équivaut absolument à dire : Nous
ne savons pas si la nature vaincra. Car la complication, quelle qu'elle soit, est la meilleure
preuve que le déséquilibre persiste et que les
organes succombent, les uns après les autres, au
ralentissement de la vitalité. Le médecin se
prétend alors au bout de son rouleau, et voit
mourir son client, impuissant à lutter, parce qu'il
n'a rien de ce qui constitue une arme sérieuse à
opposer au mal. Le mal est d'une autre nature
qu'on le suppose. Ce n'est ici ni un parasite, ni
un virus, ni même une humeur. C'est un affaiblissement qui produit ces différentes choses que
les médecins sont parvenus à découvrir avec un
microscope. De même qu'en examinant le cada-
vre décomposé, ils trouveraient à l'œil nu le microbe de la mort, dans le détritus de la putré-
faction.

Si cette nouvelle école avait fait faire le moindre pas en avant à la thérapeutique, nous ne dirions pas ces choses, malgré que nous les connaissions depuis longtemps et que depuis longtemps aussi nous les combattions par des théories et une pratique de jour en jour triomphantes.

Mais il est temps de mettre le couteau dans la plaie et de réagir une bonne fois contre ces hérésies. Soyons partisans de la propreté, de l'aseptie, voire même de l'antiseptie ; mais ne confondons plus la cause avec les symptômes qu'elle produit.

Jusqu'ici nous n'avons pu nous occuper fructueusement, pour les malades, que des cas anciens, précisément de ceux pour lesquels la médecine a été impuissante.

Eh bien, disons tout de suite que ces cas-là sont, non pas des insuccès de la méthode scolastique, mais des insuccès de la nature.

Car il ne s'agit, après tout, que de l'état chronique, dans lequel le malade est tombé en sortant de l'état aigu, qui eût pu l'emporter. Ces cas-là, nous les guérissons.

Nous rendons au paralytique atteint d'hémiplégie ou de paralysie, la liberté et la force de ses membres, fût-il paralysé depuis des années.

Et pourtant, qu'est-il arrivé lorsque la paralysie a éclaté ? Le médecin appelé a cru triompher de la congestion, il a purgé, drogué, donné un régime ; puis sa tâche fut achevée, le malade resta infirme.

Est-ce là une intervention heureuse ? Non ; et c'est la nôtre qui sauve le malade de l'inertie, en le mettant en état de validité complète, et à l'abri d'une rechute.

Et nos procédés ne sont point du tout les mêmes ; nous ne donnons aucun médicament pour obtenir la guérison.

L'action de nos agents est absolument externe ; elle a toujours le même but : équilibrer la vitalité par le renouvellement du potentiel des échanges.

Et ce renouvellement des cellules migratrices, qui constitue le dynamisme et la vie future de chaque être, ne peut avoir lieu qu'autant qu'il est soumis aux grandes lois naturelles, c'est-à-dire qu'il entre abondamment dans l'économie par le mécanisme des ambiances ; et non pas par une action mécanique due aux fonctions nutritives ou autres de l'organisme. Dans ce dernier cas, il deviendrait une surcharge, une fatigue, comme la médication interne n'a cessé d'être une fatigue quand elle n'a pas été un empoisonnement.

Notre méthode n'admet pas ces principes, parce qu'elle agit de tout autre façon et qu'elle tonifie à coup sûr l'organisme tout entier en réveillant son action vitale, en ranimant l'élasticité des cellules et leur rendant l'énergie propre à la diffusion de la vie dans tout l'être.

L'art du médecin doit consister à remédier aux fonctions, à les rappeler, à les relever par les moyens naturels et non par les moyens factices :

parce que, si les moyens factices réussissaient, il faudrait continuer pour obtenir les mêmes phénomènes et que les effets produits seraient alors des moyens artificiels qui donneraient une existence problématique, basée sur l'acceptation par la nature de cette production nouvelle de dynamisme. Cela est impraticable ; et les sujets qui vivraient dans de semblables conditions n'auraient ni avenir ni résistance.

N'en voyons-nous pas mille exemples, de ces pauvres malades soutenus par des reconstituants, toujours sous l'impression d'un médicament qui les use, tout en leur donnant l'illusion de la santé ?

En voici un cas bien spécial :

C'est un homme de soixante-six ans, qui nous est arrivé ici en octobre dernier, dans l'état suivant :

Amaigrissement complet, toux sèche et caverneuse, courbé en deux, le rachis incurvé, les pieds gonflés, l'œil éteint, presque aphone et débilité au point qu'il ne pouvait se tenir sans le secours d'un bras.

Cet homme prenait du vin de kola, du quinquina, de l'antipyrine, strychnine, vératrine, etc.

Il ne vivait que de lait et de bouillon.

L'histoire de sa maladie était simple : en 1893, il avait eu l'influenza et ne s'en était pas relevé. Et pourtant, le mal n'avait pas été des plus violents comme état aigu ; il avait gardé le lit pendant huit jours et la chambre pendant quinze jours. Mais l'affaiblissement n'avait pu se vaincre.

De fort et robuste qu'il était, il en était arrivé à ce degré d'affaiblissement qui ne laissait aucun espoir pour l'hiver.

Nous avons immédiatement interdit tout médicament et institué notre traitement de la façon suivante :

Dynamodermie générale et carburateur double.

Ce malade, qui commença notre traitement pendant les premiers jours d'octobre, c'est-à-dire à l'entrée de l'hiver, vint nous voir en novembre. Non seulement la voix lui était revenue pleine et sonore, mais encore il s'était redressé, avait repris des muscles et de la force, mais il mangeait, avait même grand appétit et marchait sans aucune aide. Cela en un mois.

Il est revenu en décembre ; ce n'est plus un malade, c'est un homme robuste et sain, auquel on ne donnerait sûrement pas son âge. Il ne nous a pas caché qu'il se croit l'objet d'un miracle.

— Je suis venu, nous dit-il, sans confiance. Je me sentais perdu et ne pouvais croire qu'on pût jamais me rendre à la santé. Le succès que vous avez obtenu dépasse toutes mes espérances ; d'un vieillard débile, catarrheux et cachectique, vous avez fait un homme robuste et qui peut braver les intempéries. Je vais reprendre la semaine prochaine mon rude métier de vétérinaire à la campagne, métier que je ne croyais plus jamais exercer, quand je suis venu me confier à votre bienheureuse méthode.

Cet homme était infailliblement perdu sans

nous ; il l'a compris, et c'est une des plus belles
cures que nous ayons enregistrées. Certes, les
toniques n'ont pas produit la millième partie
des effets bienfaisants de nos appareils chez
lui ; cependant, ils lui ont permis de vivre deux
années dans un état précaire et sans cesse aggravé.

C'est bien là une existence factice et problémá-
tique, qui prouve que les meilleurs médicaments
ne sauraient prétendre remédier au déséquilibre
vital ; tandis que nos pratiques ont triomphé,
en moins de deux mois, d'un déséquilibre complet, rendant la vie, la santé et l'énergie vitale la
plus parfaite à un malade que tous les médecins eussent à bon droit considéré comme un
vieillard moribond, arrivé à l'extrême limite de la
vie.

La production du fluide vital destiné aux répa-
rations, aux équilibres et aux réfections de l'être
est d'une seule et même nature. Nous avons vu
que la dynamodermie constituait la plus faible et
la plus fractionnée de toutes les doses, qu'elle
avait pour avantage surtout la solution de continuité ; et que c'est cette persistance de durée qui
provoquait l'action si admirable de son intervention dans toutes les atonies.

Mais il est à observer que les autres formes
d'application sont la plupart du temps nécessitées
par un appel plus grand, par un besoin plus impé-
rieux de vitalisme ; nous trouvons en effet, dans
certaines désorganisations, dans des troubles
étendus, dans des agglomérations congestives, et

même dans des productions de tissu hétérogène, une véritable nécessité d'action sérieuse, énergique et répétée.

On pourrait préciser ces besoins en disant que tout état entraînant un adynamisme fonctionnel, atonique, d'un organe quelconque, nécessite une intervention électrothérapique.

L'électrothérapie que nous employons et que nous préconisons n'est pas autre chose que l'élévation de la métallothérapie dynamodermique; comme dans cette dernière, ce sont toujours les mêmes facteurs constitutifs qui sont en action. Les éléments thermiques fournis par l'être sont peut-être moins en cause ; mais l'action endosmotique n'en est pas diminuée, puisqu'elle s'opère mécaniquement.

Nous trouvons à l'échelle bio-vitale les mêmes résultats ; baisse du potentiel général, mais augmentation des échanges. Et, dans ce dernier cas, il est bon d'observer que le résultat est le même quand, pendant le sommeil qui suit une dépense musculaire plus grande, on mesure le potentiel vital d'un sujet sain.

La réparation naturelle est donc bien, en effet, caractérisée par la diminution à l'échelle bio-vitale du potentiel général.

À ce moment, le phénomène de réparation, qui consiste en l'augmentation des cellules migratrices, s'effectue dans toute la plénitude des ressources attribuées au potentiel des échanges.

Les mêmes causes produisent invariablement les mêmes effets ; et, puisque nous obtenons des

11

résultats identiques à ceux de la nature alors qu'elle répare la vitalité et son dynamisme, nous marchons donc strictement selon ses lois et d'après ses besoins.

N'est-ce pas là, en effet, le but que doit se proposer d'atteindre la science médicale exempte d'empirisme ? Ne doit-elle pas avoir pour résultat d'aider la nature dans son œuvre de réparation? Nous devons rechercher ses avertissements, et non seulement nous devons en tenir compte, mais nous devons encore nous y soumettre presque servilement. Aussi, il est absolument nécessaire que le médecin qui examine un malade aperçoive bien nettement les symptômes que présente ce malade pour pouvoir leur donner l'interprétation exacte qu'ils comportent. Chaque fois qu'un organisme est malade, la nature réagit à sa façon contre les désordres existants, et les symptômes que nous constatons ne sont, en réalité, que la manifestation apparente du combat engagé entre la maladie et la nature elle-même. Prenons un exemple : Voici un homme atteint d'une fluxion de poitrine : le principal symptôme apparent que nous constatons, c'est la fièvre ; or la fièvre, caractérisée principalement par une élévation de la température du sang, n'est pas autre chose qu'une des multiples modalités employées par la nature pour détruire les causes pathologiques. Ce qui revient à dire qu'un bon médecin se gardera bien de combattre cette fièvre ; il l'entretiendra, au contraire, l'empêchant seulement de s'élever à une hauteur incompatible avec la vie. En agissant

ainsi, le médecin respectera les avertissements de
la nature, qui a besoin de cette élévation thermique, et il conduira son malade d'une façon certaine vers le port de salut.

Supposez que le contraire ait été fait ; un traitement antipyrétique est institué, la fièvre tombe
ou à peu près, le malade paraît aller mieux, mais
l'illusion est de courte durée ; la nature contrariée
est vaincue par les drogues, et le malade ne tarde
pas à mourir dans un adynamisme complet.
Voilà ce que produit la thérapeutique antinatu-
relle, celle que l'on appelle habituellement la
médecine des symptômes et qui, malheureusement, est trop souvent pratiquée. L'électrothérapie
que nous préconisons ne peut jamais mériter un
semblable reproche, car son principe est de
suivre la nature dans la voie par elle indiquée, et
si le malade dont je parlais il y a un instant avait
été traité par notre méthode, il aurait vu certainement disparaître sa fièvre, mais parce que la
cause même qui lui avait donné naissance, c'est-
à-dire la maladie, aurait été vaincue par les
forces réunies de la nature et de l'électrothérapie.

Je disais aussi que, si on mesure le potentiel
vital d'un homme sain, endormi après avoir fait
une dépense exagérée de forces physiques, on
peut constater une diminution progressive, à
l'échelle bio-vitale, du potentiel général. Quelle
signification ce phénomène doit-il avoir pour
nous ? C'est avec une grande satisfaction que nous
pouvons d'abord constater la parfaite harmonie
qui règne entre la nature et sa puissante auxi-

liaire l'électrothérapie pour produire ensemble ou séparément le rétablissement d'un vitalisme normal. Mais ce n'est pas tout, et nous devons en tirer une conclusion pratique au point de vue thérapeutique. Suivant notre principe immuable de toujours observer les lois de la nature et d'obéir à ses avertissements, demandons-nous ce que c'est que le sommeil, son origine et son but. Eh bien, nous sommes en droit d'affirmer que le sommeil est le moyen principal que la nature emploie pour réparer les dépenses de dynamisme vital, et pour ramener le potentiel des échanges à son taux normal. Si ce moyen est bon quand il s'agit d'un sujet en bonne santé, qui est simplement sous l'influence d'un surmenage physique ou intellectuel, jugez par là de l'efficacité qu'il doit avoir sur un organisme en état de maladie et par conséquent très affaibli.

Voilà l'enseignement que nous devons tirer de ce phénomène si simple, si naturel, que nous appelons le sommeil. Un homme bien portant est-il fatigué, épuisé par un travail quelconque, laissez-le dormir, et à son réveil il aura retrouvé toute sa force vitale ; ce même sujet vient-il à tomber malade, laissez-le encore dormir, un malade qui dort est un malade aux trois quarts guéri. Mais nous voici arrivé à un point qui nous touche de plus près, c'est que dans l'état de maladie, la nature est souvent impuissante, à cause d'une surexcitation spéciale du système nerveux, à procurer à l'organisme atteint ce sommeil réparateur.

C'est alors que la science humaine doit inter-

venir pour combattre cette insomnie qui, si elle
n'est vaincue, finira par tuer le malade. Jusqu'à
ce jour, la médecine officielle à fait usage dans ce
but de substances soporifiques, comme le chloral
et l'opium, qui procurent bien un soulagement
momentané, mais il n'est pas douteux que le
sommeil ainsi provoqué soit factice et absolument
différent du sommeil naturel, et il ne me paraît
pas téméraire d'affirmer qu'il est souvent plus
dangereux qu'utile.

Voilà où je voulais en arriver, c'est que dans
ce cas, comme dans tous les autres, l'électrothérapie est l'auxiliaire tout indiquée pour ramener
dans un organisme affaibli par la maladie le repos
et le sommeil dont il a besoin, et que la nature
fait de vains efforts pour se procurer. Toutes nos
observations nous prouvent que le sommeil provoqué sous l'influence de l'électrothérapie est de
même essence que le sommeil naturel, et les
expériences que nous avons maintes fois répétées
à l'aide de notre échelle bio-vitale sont là pour les
confirmer. Point n'est besoin, pour cela, d'appareils compliqués ; nos plaques dynamodermiques,
d'apparence si modeste, suffisent à provoquer un
sommeil naturel et salutaire, tout en plaçant le
sujet malade dans les conditions les plus avanta-
geuses, à rétablir le potentiel normal de la résistance, et l'harmonie des échanges vitaux.

Il est malheureusement trop certain que l'insomnie est une preuve de déséquilibre vital.

Nous ne craignons pas d'affirmer que, même
dans les cas les plus exempts de troubles fonc-

tionnels et de lésions apparentes, il suffit de l'insomnie pour caractériser l'état morbide. Cet état peut, il est vrai, se prolonger assez longtemps sans amener des troubles réels; mais il suffit, par sa seule durée, à abréger la vie, en venant à bout du potentiel de la résistance.

Le sommeil est la clé de voûte de l'édifice humain, plus encore que la nutrition. La vieille sagesse populaire a très bien défini cet aphorisme par ce dicton si connu : *Qui dort dîne !*

De même que le sommeil est lui-même soumis à la régularité fonctionnelle de l'estomac et de l'intestin, de même la réparation dynamique de l'être est la vassale du sommeil.

Les causes de l'insomnie sont multiples; mais, pour ne nous occuper que du besoin immédiat, nous allons considérer que le seul symptôme dit *anorexie*, ou insomnie, constitue à lui seul une cause morbide des plus sérieuses.

De là, un besoin immédiat d'intervention, que la dynamodermie nous offre aussi complet qu'on peut le désirer.

L'art de guérir doit se borner à rendre le fonctionnement organique général complet et parfait. Le sommeil constitue le premier des facteurs de réparation, c'est donc le sommeil qu'il faut rendre aux malades.

J'insiste encore, et pour une dernière fois, sur ce que doit être le sommeil pour rendre les services qu'on en attend ; et je vais être obligé de revenir sur cette fameuse thèse des narcotiques.

Le sommeil obtenu par l'ivresse, par la para-

lysie du système nerveux, par une action stupéfiante, endolorisante, assommante, pour dire le
mot imagé, qui dépeint si bien l'état torpide du
sommeil factice, ce sommeil n'est qu'une trêve
à l'état morbide, qui a son retentissement sur la
vitalité.

Les échanges ne sauraient acquérir le moindre
bénéfice d'un repos semblable; seules les fonctions pulmonaires et cardiaques peuvent continuer, mais avec fatigue pour leurs organes; car
ce n'est pas seulement le siège du mal qui se trouve
placé sous l'engourdissement artificiel du médicament; c'est tout l'ensemble du système nerveux.

Nous avons à notre disposition le meilleur de
tous les agents somnifères, c'est la dynamodermie,
qui jamais ne peut fatiguer ni produire un sommeil factice.

C'est donc de la dynamodermie que nous nous
servirons dans tous les cas où l'insomnie se pré-
sentera comme trouble initial ou comme symptôme acquis.

En médecine ordinaire, en pathologie officielle
et scolastique, on n'a jamais entendu apprécier
l'état général au point de vue du repos.

Pour tous les auteurs, le sommeil est une fonction sans autre importance que celle de l'emploi
des nuits.

Eh bien ! c'est là que gît pour ainsi dire la plus
grande de toutes les causalités morbides. Et nous
pouvons poser à tous les êtres individuellement
la même question et la résoudre d'après la réponse
qui nous sera faite.

« Dis-moi comment tu dors, et je te dirai comment tu vis et combien tu vivras ! »

Le sommeil est la source de vie, parce que c'est pendant son règne que les échanges se produisent et que la résistance fait ses provisions de fluide vital.

Tel est le point capital que nous ne devons pas perdre de vue.

Le livre des archives de notre méthode comprend les observations de quatorze années de pratique absolue.

Si nous compulsons les premières observations, nous nous apercevons de suite que les résultats demandaient un temps relativement plus long qu'aujourd'hui.

Pourquoi ?

La raison en est simple : nous avons au début traité localement, et à tout instant du jour ou de la nuit, à l'aide de la dynamodermie, les cas chroniques qui nous étaient présentés. C'est ainsi que nous trouvons, en mai 1882, l'observation d'un goutteux âgé de cinquante-trois ans, qui a été soigné de la façon suivante :

Contre un accès aigu ayant enflammé les pieds et les genoux, nous appliquons la dynamodermie cinq heures par jour. La nuit, le malade calmé reste sans traitement.

Le mal cède, et le cinquième jour il est rétabli et peut sortir.

Mais un mois après, il nous écrit qu'il est repris. Nous recommençons le même mode de soins ; la guérison de cette seconde crise s'accomplit en six jours. L'arrêt de la douleur a bien été instantané; mais il a fallu six jours pour que les articulations reprennent leur motilité.

Nous retrouvons en novembre le même malade repris de son accès goutteux. Que faisons-nous à ce moment?

Nous continuons, mais avec plus de persistance: pendant quinze jours, il reste cinq heures par jour sous l'influence dynamodermique. Et pendant cinq mois, il est sans accident nouveau. Enfin, nous constatons des rechutes multiples pendant l'année 1883; mais en 1884, après un traitement de trente nuits, la guérison est radicale. Les notes qui suivent d'année en année nous annoncent toutes la guérison complète de ce malade, désormais exempt de crises goutteuses. Voilà l'effet produit par le traitement auxiliaire du sommeil.

L'action, si discutée encore de nos jours, de l'électrothérapie, est cependant aisée à constater.

Avant d'entreprendre une énumération des procédés d'emploi, examinons seulement la caractéristique de son influence. Pour cela, nous allons nous en rapporter à la nature exempte de science humaine, c'est-à-dire de préjugés.

Voici un animal dont le petit est malade. C'est une chatte si vous voulez.

Le chaton frissonne, il est couché tristement, les oreilles rabattues, le poil à demi hérissé.

La mère le prend aussitôt et le tient dans ses pattes pour le réchauffer, pour le protéger contre l'air, et semble bien avoir pour but de lui rendre la vie en partageant avec lui son calorique propre, qui n'est qu'une des formes du potentiel de la résistance, ou mieux un des effets extériorisés de l'être vital.

Telle est la réponse que nous fait la nature, si nous l'interrogeons sur ses secours ordinaires, sur ses moyens instinctifs, qui sont les impulsions suggérées aux animaux.

Or pourquoi la nature, si riche et si féconde en moyens, donnerait-elle de fausses indications? La raison en est simple : il ne peut y avoir de sa part aucune fausse manœuvre ; car elle n'a donné aux animaux qu'une seule science, l'instinct; et cet instinct n'est jamais en défaut, puisqu'il constitue une loi naturelle.

L'animal ne peut avoir la tendresse de l'être humain ; il n'a que le besoin pour guide et l'instinct comme intuition.

En abolissant en nous, par l'atavisme du raisonnement et la sélection de l'ignorance, le jugement naturel et le penchant intuitif que nous a fournis la nature, nous avons plus fait contre l'éclosion de la vérité que les doctes vaniteux qui prétendaient guérir par des incantations et des sortilèges aux siècles passés.

La vie est composée d'énergie, comme l'énergie est composée elle-même de facteurs dynamiques. Ce sont ces facteurs que nous trouvons à tous les pas et dans toutes les ambiances vitales ; leur raréfaction, leur diminution, amènent une transition dans l'équilibre vital et parfois même des désordres graves et mortels, en produisant des lésions.

Voilà la cause, encore ignorée, d'une foule de

maux bien connus comme symptômes et traités aussi symptomatiquement.

Nous avons eu occasion de parler de ces phénomènes, quand nous nous occupions des sensations de l'être.

Pour l'instant, il est urgent de comparer la différence des soins que j'appellerai symptomatiques, parce qu'ils s'occupent surtout de soulager la douleur, qui n'est qu'un des effets du mal, sans s'intéresser au mal lui-même.

Jeter une couverture sur les épaules d'une personne qui, ayant chaud et transpirant, se trouve dans un courant d'air, constitue la médecine des effets ; mais fermer les portes ou les fenêtres formant courant d'air froid, constitue la médecine des causes. Et c'est bien celle-là qui l'emporte en bon sens sur la première.

La pauvreté des moyens en vigueur pour la lutte contre les symptômes n'est-elle pas de nature à éveiller chez le jeune médecin un doute cruel envers la puissance de son art ?

En vérité, il faut avoir possédé la foi aveugle de la jeunesse pour se passionner envers la médecine qui drogue.

Mais quand, après quelques années de pratique, il a été donné au médecin de reconnaître l'inanité de sa science et l'impuissance de ses formules contre le mal, quand il a vu mourir les jeunes, qu'il a assisté témoin angoissé, impuissant et stupide, à la désagrégation de la vie sans rien faire d'opportun, de fécond, de tangible, pour la retenir, s'il n'est pas découragé, je le plains !

Je plains le médecin qui n'a pas pleuré d'impuissance devant l'œuvre de la mort, parce qu'il n'a pas le feu sacré de l'apôtre de vie. Il faut que la somme de vanité soit énorme dans son cœur, pour qu'il puisse, sans accuser son ignorance, voir le triomphe de la maladie sur ce qu'il croit être sa science !

Et pourtant, il a fait ce qu'il a cru devoir faire, ce qu'on lui a appris ; c'est un honnête homme, de bonne foi. Cela suffit-il ? Non. Il faut qu'il s'accuse et non pas qu'il se résigne. Non. Il n'a pas tout fait pour vaincre ; il a seulement témoigné de la sympathie et de la bonne volonté. Il a accompagné le malade à la clôture suprême des paupières, il ne l'a quitté que quand tout a été fini, mais il n'a pas lutté contre les causes ; il n'a pas eu la moindre action sur le mal proprement dit, parce qu'il n'était pas armé contre ce mal.

La médecine ordinaire fait de la chimie.

Est-ce que la nature en fait, de la chimie ?

Je trouve là sous ma main, un petit formulaire de thérapeutique assez récent, il date de 1893. Je le feuilletais et j'y ai trouvé un argument homérique en faveur de notre théorie.

Vous savez avec quel soin l'école officielle va scruter ses appréciations sur les effets.

Rien ne semble devoir échapper aux investigations de ses analyses. Ses décrets incontestés sont généralement frappés au bon coin de la science la plus expérimentée.

Eh bien, voici ce que je trouve comme hérésie flagrante et contradiction :

« Il est un préjugé dans l'art de guérir que nos
« plus grands maîtres ont souvent accepté sans la
« moindre réflexion.

« Je veux parler de l'habitude, qu'ont beaucoup
« de médecins, d'ordonner à leurs malades dia-
« bétiques la croûte de pain et de leur défendre
« de manger la mie.

« Eh bien, analyse en main, c'est absolument
« tout le contraire qui devrait se produire ; car
« dans la mie de pain il y a trois fois plus d'eau
« que dans la croûte, un tiers d'amidon en moins,
« une moins grande quantité de sucre et de dex-
« trine, ainsi que de matières grasses. »

Voilà une des nombreuses contradictions, et
pas une des moindres, relevée dans ce petit fasci-
cule que j'ai à peine eu le temps de parcourir il
n'y a qu'un instant.

S'il me fallait éplucher un à un tous les points
techniques de cette science tant vantée qu'on
nomme thérapeutique chimique, il me faudrait
combattre, depuis la première jusqu'à la dernière,
toutes les formules et tous les régimes existants,
parce que tous, sans exception, appartiennent à la
médecine des effets, sans s'occuper ni s'intéresser
aux causes.

Et pourtant, quoi de plus simple, je vous le demande ?

Pour soigner les malades, il est un point essentiel, c'est celui qui consiste à connaître la marche
de la maladie à laquelle on livre la bataille.

Que fait le général tacticien quand il engage un
combat ? Il s'assure contre toute surprise et envi-

sage le moment où il lui serait donné de battre en
retraite. C'est-à-dire qu'il évite de se laisser enfer-
mer dans un cercle inextricable. Pour cela, il met
tout en œuvre, pense à tout, assure tous les points
et maintient une réserve à l'arrière, prête à éviter
les mouvements tournants.

En un mot, il met les choses au pire et accorde
mentalement à l'ennemi une victoire encore problématique, mais susceptible de favoriser ses armes.

Chez nous, cet état de défense, cette expectative
se nomme le diagnostic.

Nous devons l'établir dans toute son intégralité
immédiate; puis, par la pensée, exagérer les progrès du mal.

Que deviendrait le malade si nous n'intervenions pas et si le mal continuait à progresser?

Que s'est-il passé et par quelles transformations
l'état général est-il passé lui-même depuis l'envahissement? Quelles ont été les ressources vitales
du malade, et quelles sont celles de ses réserves
qui ont le plus fourni à l'équilibre vital pour prolonger la résistance? L'état physiologique du malade ne répond pas toujours à ces questions; nous
en avons des preuves certaines.

Bien souvent, nous avons vu des malades désespérés au dire de tous et qui, nous ayant donné
la même pénible impression, ont été remis sur
pied en peu de temps. Tandis, au contraire, que
nous avons eu des cas qui se sont longuement dé-
fendus contre nos pratiques, et ont subi de longs
traitements avant qu'un résultat certain, c'est-à-
dire durable, ait été obtenu.

Cette différence de succès est bien faite pour que nous y insistions, afin d'en étudier les causes. Et c'est là que les appréciations de la routine doivent être évitées sous peine de marcher dans les ténèbres de l'ignorance.

Nous devons, avant tout, nous assurer de l'état général. Mais l'étude de l'état général n'est pas seulement bornée au potentiel vital, qui n'a qu'une influence secondaire comme indications. C'est donc aux deux facteurs humains, *résistance* et *échanges*, que nous demanderons l'*x* cherché. Sans quoi, nous serions astreints au seul traitement des symptômes, nous ne garderions pas notre indépendance d'action, et nous serions peut-être, à un moment donné, enveloppés par le cercle menaçant dont je parlais à l'instant en faisant allusion à la tactique du général rangeant ses troupes pour le combat.

Nous avons trouvé souvent le cas suivant, que je cite pour compléter l'idée émise.

Un malade entré à l'hôpital le premier du mois, atteint de rhumatismes articulaires avec fièvre, recevait pour premier traitement une cuillerée à bouche matin et soir d'une solution de salicylate de soude.

Le 6 du même mois, il se produit des désordres cardiaques : le cœur bat avec violence, le malade suffoque ; on adjoint de la digitale, dont il prend deux cuillerées par jour. Le 12 du même mois, le malade a de l'ascite, il est hydropique ; on lui donne en plus du calomel pour agir sur le foie. Le 18 du même mois, il a des spasmes nerveux, du délire ; on adjoint encore un nouveau médicament, c'est le bromure ou un autre produit. Le vingt-deuxième jour, il meurt !

Alors, à l'autopsie, on reconnaît que la mort est due à une cause pulmonaire.

Le poumon est strié, infiltré, tuberculisé, etc., la mort est survenue par urémie aussi, par agonie surtout !

Il est certain que tous les organes se sont mis de la partie, depuis le cœur jusqu'au foie, depuis le poumon jusqu'aux reins.

Il serait puéril de chercher un organe bien sain chez ce défunt. D'ailleurs, la progression morbide est tellement prompte, que douze heures après la mort, la décomposition cadavérique est accentuée au point de ne plus permettre un examen quelconque.

Voilà ce que nous avons vu cent fois et ce que la plupart de ceux qui ont eu la douleur de perdre un des leurs ont constaté, sans toutefois s'être permis de supposer un seul instant que tout n'avait pas été mis en œuvre pour lutter contre les progrès du mal !

On ne lutte pas pied à pied contre l'envahissement morbide, quel qu'il soit ; attendre la production des nouveaux symptômes pour les combattre est le plus sûr moyen de faire triompher la maladie. Et c'est précisément contre cette vieille routinière de médecine des symptômes, encore en usage, bien malheureusement pour l'humanité, que nous avons le devoir de réagir.

La mission du médecin consiste donc à attaquer d'un seul coup les déséquilibres en y remédiant.

Pas de temps à perdre, pas de remise au lendemain, pas d'analyses ni d'examen longs. Sauf le cas d'empoisonnement et la recherche du poison ingéré, il faut agir et vivement, sur le potentiel vital, le soulager dans l'excès et modérer la résistance pour donner aux échanges la faculté de se reconstituer.

Tel est le but immédiat, pour mettre un terme à l'évolution et arrêter les symptômes.

Les localisations morbides présentent un tout autre caractère, que nous étudierons plus tard. Ce que je tiens à élucider, c'est la maladie dans toute son horreur, dans sa période, sans cesse aggravée par l'état, par la dépression qui naît de la lutte entre le potentiel ambiant et la résistance vitale, cette lutte qui laisse le malade *a quia*, quand la nature triomphe, au point que la vie cesse à l'instant où la santé revient.

Le malade n'a plus même la force de la recevoir, cette guérison. Il meurt quelques heures après le départ de la fièvre.

Je ne fournirai plus d'exemples et ne pourrai parler qu'au passé de ces dénouements terribles, où de jeunes existences bien chères ont sombré faute de soins sérieux, ou du moins faute de soins appropriés à l'état.

Nous ne devrions pas avoir de mot spécial pour traiter la maladie ou du moins pour la désigner. N'est-elle pas une et même ?

Tous les malades qui meurent par le poumon

ne meurent-ils pas aussi bien par la tête et par le cœur, par le ventre et par les pieds?

Quelle est donc la différence? Gît-elle seulement sur le diagnostic mortuaire remis par le médecin à la famille, pour être donné au médecin de l'état civil, ou bien se concentre-t-elle, cette différence, dans le temps de l'agonie, de la lutte suprême, du muscle contre l'anéantissement des derniers échanges, des dernières cellules migratrices?

La science a trop fait du côté de l'art et pas assez du côté pratique. Elle a pendant vingt siècles au moins, cherché des à peu près, des similitudes, des homogénéités, mais elle n'a pas résolu la question, parce qu'elle était trop simple et qu'elle n'aime pas l'unité sans fraction que chacun peut déduire du tout et employer pour tout.

Nous qui n'avons pas innové, mais seulement accepté la vérité qui s'imposait à nous par des preuves multiples et quotidiennes, nous pouvons dire hautement notre façon de penser à cet égard. Étant armés, nous entrons plus volontiers en guerre contre l'ennemi, et notre tactique est facile avec les procédés dont nous disposons.

Peut-être, si nous avions été comme Duchenne, de Boulogne, Burq, Boudet de Paris, etc., chef d'école, aurions-nous craint de mettre le marteau dans le vieil édifice et de dire son fait à la routine.

Mais nous ne sommes que l'élève, que l'apôtre de ceux qui ne sont plus; à peine avons-nous eu le temps de parachever leur œuvre et de mettre à profit leurs indications, que déjà notre temple devient un monument.

Nos pratiques sont des triomphes, et nos moindres essais ont été salués par des résultats sans nombre!

Qui a eu recours à nous, sinon des agonisants, des désespérés, pour lesquels nous étions la dernière branche de salut, le suprême espoir! Et nos observations en font foi.

Qu'avons-nous fait auprès de ces malades à diagnostic sans cesse transformé, au fur et à mesure de l'évolution morbide, quand s'élargit le cercle vicieux des désagrégations. dont la mort est le centre certain?

A des centaines de lieues de nous, par les seules indications d'un état voisin du coma, de l'agonie, nous avons relevé le potentiel des échanges, et voilà que quelques jours après notre intervention lointaine, on nous annonce le retour à la santé.

Nous n'avons cependant pas examiné les crachats pour y découvrir les microbes désignés, nous n'avons pas analysé l'urine, nous n'avons rien fait que de réparer les désordres et de doubler l'agent vital qui préside à la cure, quand il n'est pas détruit par la morbidité progressante.

Et cela ne s'est pas produit seulement dans la phtisie, dans la terrible tuberculose pulmonaire, mais dans toutes les maladies graves, appartenant au domaine si vaste de la désagrégation organique, entraînant la mort peu à peu, par la longueur de la lutte contre la nature.

C'est donc du malade alité, oppressé, essoufflé, râlant, anémié, fiévreux, endolori, affaibli, pâli et amaigri, sans sommeil et sans appétit, que je parle. C'est de ce vaincu chez qui la médecine officielle, par l'auscultation, la percussion, la palpation, les examens et analyses, cherche à trouver un symptôme nouveau chaque jour, pour augmenter d'une fiole l'attirail médicamenteux qui encombre sa table.

Voilà les malades que nous soignons, après un temps plus ou moins long passé à regarder le mal évoluer et empirer.

Tant d'autres suivent le cours régulier de l'évolution, souffrent, languissent et meurent... que nous devons bien nous adonner à sauver ceux qui nous viennent.

Eh bien, de ces derniers, nous pouvons le dire, il n'en est point qui succombent. Si la lutte est engagée, la victoire est à nous. Si le malade vit quand arrive le secours, le triomphe couronnera notre œuvre. C'est ainsi que nous avons eu, en décembre dernier, 123 cas absolument désespérés, et dont nous pourrions montrer les lettres élogieuses.

Quand on s'adresse à la Médecine Nouvelle, c'est que le temps presse. Il nous faut aller vite ; sans quoi nous arriverions trop tard. Mais, si nous arrivons avant la fin de la lutte, les choses changent, et la victoire s'affirme promptement. En faut-il d'autres que ces preuves pour nous donner l'espoir en l'avenir et la foi en cette admirable méthode?

La Médecine Nouvelle, celle à laquelle nous avons dévoué tous ceux de nos instants consacrés à l'étude, doit asseoir ses bases sur un terrain bien connu et bien défini.

Pour la plupart des écoles, anciennes et surtout modernes, ces bases fondamentales n'existent qu'à l'état de problème sans solution.

Dès qu'il s'agit de raisonner, il est admis qu'on répondra par l'opinion d'un savant mort ou si âgé qu'il ne peut être question de l'aller, comme on dit, interviewer !

L'art de guérir resterait donc à l'état d'hypothèse, si nous admettions comme certaines les lois constatées. Il ne doit plus être permis aux hommes de science de répondre autrement que par l'affirmative ou la négative. Sans quoi, le navire est privé de boussole, de direction et de sécurité.

Serons-nous toujours placés sous le patronage des astronomes et des chimistes ? Ne pourrons-nous pas, nous qui avons pour mission de trancher en dernier ressort les questions qu'il nous est donné de résoudre, faire la part de chaque valeur théorique, sans nous retrancher derrière une opinion ?

C'est précisément là que gît la grosse difficulté et aussi la cause de l'impuissance des moyens curatifs. C'est par cette compromission que la terrible routine a accepté l'empirisme, c'est-à-dire les manifestations générales, qui ne tiennent aucun compte de la multiplicité des exceptions !

Ce sont surtout les exceptions qui nous intéressent, car elles sont devenues de jour en jour plus nombreuses et plus inquiétantes.

L'empirisme est la pire des choses ?

Pourquoi des théories ? dit-on ! Mais tout sim-

plement parce qu'il est urgent de savoir ce que
l'on fait, pourquoi on agit et quel but on atteindra !

Le militaire seul doit obéir sans être renseigné
sur l'ordre et sur son utilité. La discipline constitue la force des armées, mais l'obéissance
aveugle aux ordonnances du médecin ne peut
être exigée que des animaux et des végétaux.

L'homme doit raisonner avec son médecin
comme il raisonne avec son tailleur, et même
accentuer ses droits avec d'autant plus d'énergie
qu'il court plus de risques personnels.

Dès qu'un médecin se formalise d'une question,
si le malade se tait et obéit, c'est qu'il a perdu la
notion de l'exact et que sa vie lui importe peu.
Mais nous avons tous le droit de savoir pourquoi
nous devons faire telle chose et éviter telle autre,
si c'est notre bon plaisir d'être renseignés.

Et c'est précisément par respect pour cette
forme de liberté absolue, que nous devons dire
dans quel but et à quel effet nous agissons.

On ne doit pas dire au malade : nous mettons
des sangsues parce qu'on a l'habitude d'en mettre
en pareil cas. Pas plus qu'on ne doit donner de
l'opium sous prétexte qu'il fait dormir et que le
malade se plaint d'insomnie.

Mais nous devons surtout étudier et chercher
pour quelle raison le malade a besoin de sangsues, et quelle est la cause qui empêche le sommeil de se produire.

Voilà la véritable science ; et, si le malade,
selon son droit inéluctable, demande au médecin

qui lui ordonne un traitement pour quel motif il le lui donne, ce médecin, sûr de lui, sûr de sa science, pourra répondre et donner l'explication demandée ; et cela d'une façon claire, concise et compréhensible pour le malade.

Il y a trop longtemps que les malades obéissent à l'aveuglette au médecin qui les drogue ; il est temps que chacun soit éclairé sur son droit comme sur son devoir.

Et, quand un médecin répondra qu'il ne sait pas, mais qu'il croit bien faire, le malade pourra, s'il le veut, se soumettre à l'expérience dont sa santé est l'enjeu, sinon sa vie.

Mais la théorie peut elle-même être sujette à caution, dira-t-on. Là, l'erreur ne peut se prolonger longtemps. Et en effet, si la théorie est vraie, le résultat doit être obtenu. Si elle est fausse, la cure ne se produira pas.

Il existe surtout en médecine un maximum des effets. Ce maximum, la symptomatologie le détermine aisément.

Le médecin qui agit à coup sûr et en toute connaissance de cause doit l'indiquer ; or, comme il est armé pour l'amoindrir ou le faire disparaître, il lui est donc aisé d'en aviser son client. Si dans huit jours, lui dit-il, vous n'êtes pas guéri, c'est que je me serai trompé sur votre état ou sur la puissance des moyens apportés à sa guérison.

Mais si huit jours et même quinze jours se passent sans aucun résultat, il est compréhensible que l'homme de l'art n'a pas compris le premier mot de la maladie, pas plus qu'il n'a employé le moindre moyen sérieux contre elle.

Nos ancêtres, les maîtres qui ont instruit nos générations actuelles, ont-ils enseigné l'art de guérir ? Non. L'art de la médecine n'a jamais comporté celui de rendre la santé aux malades.

Tout au plus trouvons-nous quelques essais timides du côté de la chirurgie. Je dis timides pour le siècle passé ; car de nos jours, c'est une restriction que la pathologie externe ne supporterait pas. Il suffit de suivre les gynécologues modernes pour s'apercevoir de la rapidité de leur décision et de leur intervention. On ouvre les abdomens comme on ouvrirait une porte, on fait le curetage des organes les plus fragiles comme on ordonnerait une cuillerée de sirop de gomme.

Quant aux guérisons, comptons donc un peu les cas chroniques, c'est-à-dire les incurables, et nous serons fixés sur la valeur des moyens employés.

D'ailleurs, pour recevoir un étudiant docteur en médecine, lui demande-t-on la preuve qu'il sait guérir ?

Quand, après lui avoir donné deux ou trois malades à examiner, on lui demande de faire un diagnostic de la maladie de chacun d'eux, et qu'il a répondu : celui-ci est un ataxique, celui-ci est un typhique, et celui-là est atteint de la scarlatine, on le laisse tranquille. Quant à l'examen de thérapeutique, vous savez comment il se passe.

On demande au candidat au doctorat comment il manipule les drogues, et quelles sont les doses ; et je ne suis même pas bien sûr qu'on pose encore des questions aussi oiseuses.

Quel est le traitement de la goutte ?

Quel est celui du diabète ?

Voilà des questions générales, qui disent absolument que les goutteux seront soumis invariablement, sans contre-indication, pour tous les cas, au même traitement ; que les diabétiques suivront le même régime et prendront les mêmes doses des mêmes drogues !

Mais aucun de ces candidats reconnus aptes à pratiquer, n'aura constaté le bien fondé de l'enseignement.

Il saura constater : 1° le mal ; 2° la guérison ; 3° la mort !

Est-ce bien véritablement le but de la médecine ? Et, si je fais un tableau aussi sombre de l'état de la science ordinaire, il faut que j'adoucisse les tons par cette atténuation : qu'une pratique sérieuse finit par mettre les médecins en garde contre eux-mêmes et à les prémunir contre leurs formules qui deviennent de plus en plus rares. Et cela au fur et à mesure des déceptions obtenues par eux.

Mais dans cette dernière phase de leur carrière médicale, s'ils parviennent à mettre en application le *primo non nocere* d'Hippocrate, sont-ils aussi suffisamment utiles qu'il conviendrait ?

Vivez avec votre mal, disent les plus sceptiques.

Qui ne croit plus à soi ne croit plus guère à rien, et c'est cette conviction qui retarde de jour en jour davantage l'éclosion de la métallothérapie comme de l'électrothérapie.

Il faut dix ans d'étude et de pratique pour faire un électricien, c'est-à-dire un médecin pratiquant les lois de la Médecine Nouvelle. Voit-on beaucoup de médecins s'adonner à cette science ? Non. Beaucoup ont voulu s'introniser électriciens du jour au lendemain, on en a vu fonder des instituts, des cabinets d'électricité et... les fermer après un an de vains efforts.

Les résultats sont l'unique cause de succès ; donc pas de guérisons nombreuses et pas de réussite dans le cabinet ou l'institut.

Un colonel français, dont je ne veux pas dire le nom afin d'éviter une douleur de plus à son entourage, était atteint d'un commencement de paralysie du nerf optique.

— Vous devriez recourir à l'électricité, lui dit un de ses amis.

Le colonel, sans autre avis, s'en fut chez un *spécialiste*, qui venait, disait-on, de s'établir électricien et lui demanda ses soins.

— Ce ne sera rien, dit *l'homme de l'art*, en quelques jours je vous rendrai la vue.

La chose était facile ; mais, si la chose est possible, la première de toutes les conditions était d'être instruit et armé pour les applications.

L'électricien prit son unique appareil, lequel était probablement destiné à soigner les tumeurs fibreuses de gros volume dans l'esprit du marchand qui le lui avait fourni, et fit passer un courant électrique sur le trajet du nerf optique.

En moins d'une seconde, le patient fit un saut en arrière et s'écria :

— Docteur, je suis ébloui, je n'y vois plus et je souffre.

Hélas ! le pauvre colonel était aveugle et pour toujours.

Je l'ai rencontré l'été dernier, au bras d'un domestique, qui se promenait mélancoliquement au bord de la mer.

Et certes je ne suis pas allé lui demander s'il était revenu de la triste opinion qu'il a dû se faire de l'électrothérapie après sa première séance chez le pseudo-confrère,

Quant à ce dernier, il a dû méditer depuis sur l'importance des appareils en tant que pratique médicale : et je doute qu'il ait osé continuer sa spécialité.

Pour revenir à la base, au terrain sur lequel nous marchons en appuyant notre raisonnement, il faut considérer que la médecine officielle, jusqu'en 1870, a eu pour lois souveraines les études physiques et chimiques

Newton et Lavoisier, dans ces deux sciences, sont restés les maîtres initiaux auxquels a succédé la phalange moderne.

Parmi les doctes collaborateurs du médecin qui ont apporté leur tribut chacun d'ordre différent à l'étude des corps organiques, viennent se grouper les botanistes, les minéralogistes, les hygiénistes, les moralistes de toutes les classes ; enfin les métallothérapeutes et les électrothérapeutes.

L'idée moderne a conspué les moralistes ; la science n'a, dit-on aucun besoin du moral. Et serait mal venu, au cours de notre civilisation, qui voudrait émettre une opinion philosophique dans une leçon de physiologie.

De parti pris, nous ne voulons plus de tout cela. Ce qui intéresse, c'est la matière !

Or, comme la matière n'est qu'un composé organique, le chimiste, le physicien, le botaniste et quelque peu l'hygiéniste suffisent.

Ne croire qu'à ce qui est tangible, palpable ou expliqué d'une façon certaine est devenu à la mode, ou plutôt a accentué l'école moderne.

De là l'exaltation de tous les moyens propres à fouiller, à inspecter, à analyser les résidus de cette matière à laquelle on demande l'inexpressible vérité.

A-t-on découvert un atome spécial et inconsidéré, méconnu, oublié, inaperçu même ? De suite on se jette avec avidité sur le phénomène auquel on suppose un pouvoir.

La lutte chimérique commence à la découverte pour aboutir à la déception après mille investigations.

Toutes les maladies ont leur microbe spécial... Et tous les jours il meurt des jeunes !

On cite des cas de guérison par les remèdes nouveaux appropriés spécialement, dit-on, à la destruction de ces *microbes-causalités* pathogènes. Mais, avant ces découvertes, on guérissait aussi, sinon par les nouveaux moyens, mais spontanément.

Et la vérité, que nous ne pouvons taire parce qu'elle ressort de tout cela malgré les plus for-

melles indulgences, c'est que les microbiologis-
tes ne traitent que les seules maladies passagères ;
celles qui avaient la réputation de se guérir d'elles-
mêmes, quand elles ne tuaient pas les malades.

Prenons, par exemple, la diphtérie ; sans vouloir lutter de parti pris contre l'école microbiolo-
giste, tout le monde sait que cette terrible affection n'était pas toujours mortelle !

Or quand ne l'est-elle plus ?

Quand l'est-elle ?

Voilà deux points d'interrogation qu'il est aisé
de remplacer par des réponses bien nettes :

Aujourd'hui, tout examen microscopique est
sujet à caution. Le point important semble consister à employer le nouveau remède pour se
mettre à couvert. Or toute angine devient sus-
pecte, et le traitement antidiphtéritique est appliqué. On ne meurt pas du traitement ; on guérit de
l'angine, et c'est la plupart du temps le traitement qui bénéficie de la cure.

Ce n'est pas pour cette seule affection aiguë,
mais pour toutes, que les mêmes pratiques modernes sont employées.

L'atténuation du virus par le virus, du microbe
par le microbe, de la désorganisation de la matière par le produit de cette désorganisation, voilà
où nous en sommes réduits en tant que maladies
aiguës.

Notez que je ne critique pas : je constate les
tendances actuelles, je note au passage les nouvelles pratiques, et, si je voulais établir une comparaison entre les armes curatives de ce siècle à

12.

sa fin et celles du siècle précédent, nous trouverions certains points de contact entre les croyances
j'allais dire les superstitions.

Ce siècle a ri de la foi dans l'immatériel et
tombe dans l'excès contraire, en matérialisant son
esprit au point d'interroger la désagrégation.

En vérité, c'est peut-être chercher un peu trop bas.

Abordons la pratique directe dans ces trois
classifications :

1° Dans l'état douloureux;

2° Dans l'état inerte (ou de paralysie);

3° Dans l'état atrophique.

Dans l'état douloureux, nous classerons toutes
les affections donnant de la douleur, quelles qu'en
soient les causes, depuis la névralgie jusqu'au
plus léger bobo. Le domaine est vaste.

Posons tout de suite un premier jalon sur ce
terrain nouveau, pour nous souvenir que les deux
principales causes de la douleur sont :

1° *La superfétation de vitalité ;*

2° *Le ralentissement de la vitalité.*

Voilà toutes les causalités morbides résumées
en ces deux thèmes, que nous désignerons désormais par les signes *plus* et *moins* + et —.

Dans tous les cas qu'il nous sera donné d'étudier,
nous aurons à établir quel est celui des deux
signes qui correspond à la cause du mal, pour
agir imédiatement contre cette cause.

Une incidente entre temps :

Si nous voulons établir une preuve certaine de
la réalité de la formule, c'est l'anatomie qui nous
la fournira.

Prenons un cas de névralgie rebelle :

Un malade a souffert pendant vingt années consécutives d'une névralgie quelconque, affectant un trajet déterminé, soit du nerf facial, soit du sciatique.

On a soigné cet homme par tous les moyens connus ; et toujours les mêmes douleurs ont continué, ne lui laissant ni repos ni trêve.

A l'examen, à l'autopsie, que trouve-t-on comme lésions ou troubles anatomiques ? Rien d'appréciable. Et pourtant cet homme, de son vivant, était le plus cruellement affecté de tous les névralgiques ordinaires.

La question qui se pose immédiatement à l'ésprit du médecin est celle-ci : Quelle pouvait bien être la cause de cette longue et pénible maladie ?

La cause, nous la trouvons dans le déséquilibre des échanges, déséquilibre qu'il eût été facile de faire cesser en augmentant le potentiel bio-vital.

Sans hésiter un seul instant nous aurions placé sur une semblable cause le signe +, car il s'est produit dans le cas que nous venons d'examiner une superfétation de la vitalité, qui a augmenté le potentiel général en localisant trop longtemps celui des échanges vitaux sur un même point.

Les auteurs ont nié, dans beaucoup de cas, l'inflammation dont ils ne retrouvaient plus la moindre trace après le décès ; mais la chose est bien simple et fort compréhensible : dès que la mort survient, le potentiel cesse, et les échanges aussi ; or la cause disparaît, et le + ne peut se constater.

Si, au contraire, il y avait eu ralentissement de

la vitalité, nous trouverions une accentuation marquée des désordres, après la mort. Car l'arrêt complet du passage des agents vitaux eût laissé la trace de la secousse suprême.

Il n'y a pas plus de trois ans, une controverse théorique éclatait entre des électrothérapeutes assez distingués. Je ne veux retenir qu'un seul de leurs arguments.

L'un prétendait que le corps humain avait toujours trop d'électricité et qu'il fallait lui en soutirer, pour ainsi dire. L'autre, au contraire, soutenait qu'il fallait en ajouter une nouvelle qui se chargerait d'évacuer l'ancienne.

Ceci était dit en thèse générale, au cours d'une conversation.

Eh bien, les deux confrères avaient raison, tout en n'étant pas d'accord sur la façon d'établir la règle générale.

Le second était plus près de la vérité en ce sens qu'il avait déjà conscience des échanges vitaux, telle que nous la connaissons aujourd'hui à la Médecine Nouvelle.

La connaissance des deux interprétations + et — est donc devenue la clé de voûte de l'édifice du vitalisme, c'est-à-dire de l'art de guérir.

La question maintenant devient en réalité d'une élucidation facile.

Nous interrogerons la nature des symptômes et nous poserons, avec un peu d'habitude, une équation du même degré dont l'inconnue sera ou les échanges ou la résistance.

Nous sommes-nous trompés, nous n'aurons

qu'une augmentation passagère de la douleur, ainsi que nous allons l'expérimenter sur une malade atteinte d'une névralgie de l'ovaire et qui s'est présentée à notre consultation.

Cette malade est une femme mariée, mère de-famille, elle est âgée de 46 ans, et la névralgie date de sept années ; elle s'est produite après la dernière couche de cette multipare, dont les sept enfants sont en bonne santé.

Comme antécédents, aucun ne peut nous donner la moindre idée d'hérédité morbide. Les grands parents maternels vivent et ont 88 et 94 ans.

La malade, Mme Roisset, déclare que depuis 1888 elle souffre constamment, mais qu'elle est parfois obligée de garder la chambre et même le lit des jours entiers par suite de l'exaspération de la douleur.

Je n'hésite pas, après ce que je viens de dire, à affirmer que nous devons comme cause de cette névralgie indiquer le signe +.

Cette femme souffre modérément, elle est venue à pied de chez elle, c'est donc une de ses meilleures journées.

Je vais agir comme si nous avions affaire au signe — et nous allons voir la malade manifester immédiatement l'augmentation du mal comme si l'on touchait un point douloureux. L'exaspération de la douleur ne sera pas de longue durée ; à peine une minute, car immédiatement aussi je la calme-rais en revenant à la pratique demandée par le signe + qui est bien celui qui se manifeste dans ce cas.

Voici la malade étendue et convenablement placée pour me permettre de placer mon premier appareil.

Agissant contrairement à ce qui est indiqué par notre méthode, je vais porter directement une augmentation au potentiel de la *résistance*. Pour cela, traçons notre formule, j'écris d'abord le signe — qui nous indique la cause à traiter. Je fais suivre du signe EV^x (Échanges vitaux), je tire un trait au-dessous où j'écris alors $+ RV$. (résistance vitale) $= P' EV^x \times x \ldots$

Soit :
$$\frac{- EV^x}{+ RV} = EV^x \times x.$$

L'x sera donc la somme totale des facteurs de la vitalité employée pour le résultat de la cure.

Je vais naturellement employer le plus faible de tous les termes afin de ne pas abuser de la patience de la malade.

Je commence, à la première petite division la malade se plaint et porte la main au siège même de la névralgie. La douleur s'est accentuée. Ne poursuivons pas et revenons de suite au mode réel : pour cela, nous allons agir directement sur les échanges bio-vitaux, ce qui renversera notre formule et nous donnera :
$$\frac{+ RV}{- EV^x} = RV \times x.$$

Je commence la seconde opération et vais remplacer l'x de notre équation par la somme totale à l'échelle bio-vitale du potentiel fourni aux échanges et qui aura obtenu le résultat désiré.

Tout d'abord, puisque nous agissons pratiquement, relevons le potentiel bio-vital de la malade.
Il nous donne 2.09 ce qui n'est certes pas une
indication bien frappante ; et je vais profiter de
l'occasion pour appeler l'attention sur le fait suivant :

Chaque fois que le signe + indiquant une superfétation de vitalité, c'est-à-dire une hyperesthésie de la résistance se produit, le potentiel
bio-vital ne s'élève que très peu. Le contraire a
lieu forcément, quand ce sont les échanges vitaux
qui sont en cause directe.

Nous allons, dès la première minute de notre
application, remarquer la baisse du potentiel
bio-vital, tandis qu'il se produirait une hausse
marquée si nous agissions sur les échanges au
lieu de nous attaquer à la résistance.

Je commence ; si nous comptons par unité,
chacune des divisions comporte la somme de
vitalisme égale à l'action de deux plaques dynamodermiques pendant trois heures quinze, c'est-à-
dire pendant cent quatre-vingt-quinze minutes.

Nous en sommes à la troisième division, et nous
en resterons là. Notre malade est soulagée à ce
point qu'elle ne ressent plus même la sensation
de pesanteur ou d'engourdissement qui, dit-elle,
persiste même après une injection de morphine.
Donc la névralgie a totalement disparu.

Le résultat est complet, nous garderons la con-
quête obtenue sur le mal en continuant le traitement par les plaques dynamodermiques pendant
trente nuits.

Voyons ce qu'est devenu le potentiel bio-vital pendant notre intervention :

Il nous donne 2.03 1/3.

Il s'agit maintenant de remplacer l'x de notre équation par la somme de vitalité employée par notre application.

Nous avons eu : 1° une force égale à une division et deux sixièmes pendant quatre minutes, ce qui nous donne 4 divisions plus 8 sixièmes, expression fractionnaire qui remet exactement, c'est-à-dire aussi exactement que la justesse de notre échelle bio-vitale nous le permet, les choses en l'état.

Nous trouvons ainsi très bien représentée la somme de vitalité employée sur la résistance vitale dont le potentiel général a baissé ; soit, pour le potentiel avant l'opération : 2.09.

Pendant l'opération : 2.03 1/3.

Et comme potentiel dit d'intervention 0.05 2/6.

Au potentiel, pendant l'opération, qui se trouve marquer 2.03 1/3, si nous ajoutons la somme employée par nous, qui est de 0.05 2/6 et que nous additionnions ces deux nombres fractionnaires,

nous trouvons que $\dfrac{2}{6} = \dfrac{1}{3}$; la somme de notre

intervention complète à peu près celle du potentiel normal qui est de 2.09 :

$$2.03\ 1/3 + 0.05\ 1/3 = 2.08\ 2/3$$

Nous y arrivons à un tiers de division près ; et ce tiers de division pourrait s'expliquer aisément par la multiplicité des mouvements faits autour de l'appareil, c'est-à-dire de l'échelle, qui s'est trouvée légèrement influencée.

En résumé, nous avons pu nous rendre compte de l'effet produit et retrouver dans la baisse du potentiel général, la somme du vitalisme affecté à la résistance, et c'est un grand point qui jusqu'à nos jours n'avait pas encore été aussi clairement élucidé.

Ne prenons actuellement que le côté pratique de cette démonstration, de cette expérience, et faisons-en notre profit, pour nous souvenir que la résistance est au potentiel vital ce que sont les échanges à la résistance.

Nous devons donc, afin d'éviter toute intervention nuisible, nous rendre compte de la situation exacte du potentiel, c'est-à-dire savoir si c'est la résistance qui a besoin d'un secours direct ou si ce sont les échanges vitaux qui doivent être augmentés.

Les deux signes — et +, en s'imposant à notre esprit comme termes d'action, répondent exactement au desideratum de toutes les causes, quelles qu'elles soient. Voilà quelle est la première des conditions de notre pratique.

Voyons les généralités, puis nous aurons les particularités, qui, malgré leur nombre et malgré l'écheveau embrouillé des complications symptomatiques, ne peuvent nous arrêter en aucune façon dans la pratique de notre méthode ; car nous en reviendrons toujours aux deux formules qui sont notre base d'action. Les applications pourront différer, elles différeront à coup sûr des centaines de fois, mais sans changer notre principe, qui reste immuable, parce qu'il est celui de l'humaine nature.

Afin de répondre à tous les besoins, j'ai réduit au strict mais surtout rétabli exactement les modes de traitements. Il m'a fallu en un mot refaire tout ou la plus grande partie des modèles, dont la plupart n'atteignaient pas le but, tandis que d'autres le dépassaient. Je tiens aujourd'hui à faire toucher du doigt toutes ces anomalies. Il ne m'appartient pas à moi, qui ne suis que le successeur, de critiquer ceux d'une autre époque.

J'ai pu me créer au début certaine inimitié que les idées nouvelles et des études plus modernes imposaient à ma propre dignité. Cependant, on en convient, maintenant, il n'y a plus d'hésitation possible devant des preuves aussi sérieuses. Nous avons des succès presque immédiats, quand naguère il fallait tâtonner longtemps et... quelquefois renoncer à tout espoir de succès.

Les six mois employés à l'édification de notre nouvelle méthode ne seront pas perdus ; nous avons déjà profité de nos travaux en guérissant des malades qui avaient été à peine soulagés avec l'ancien système de la Médecine Nouvelle.

Ce que j'ai fait de mieux, c'est de n'avoir rien voulu laisser au hasard et de raisonner les plus petites choses.

En électrothérapie, rien n'est futile, tout a une importance immédiate ou relative. Et certaines réfections en diront plus que je ne me crois autorisé à en apprendre sur ce sujet.

Mais je ne veux pas aller plus avant dans la pratique de notre art sans présenter nos outils de combat, c'est-à-dire les appareils que j'ai, de concert avec notre savant ingénieur M. René Varret, construits entièrement et mis au point selon les besoins du vitalisme. Ces appareils sont de six sortes seulement ; ils s'adressent non pas aux maladies, mais aux états généraux des malades. J'ai dû, comme je vais l'expliquer, m'inspirer des besoins pour battre en brèche l'ancienne méthode et la remplacer par des éléments plus conformes à la réalité, c'est-à-dire à l'action des phénomènes physiques, physiologiques et psychiques dont nous avons mission de rétablir le cours ou de relever l'équilibre.

La métallothérapie telle que nous l'employons constitue déjà, et à elle seule, l'appoint le plus complet du dynamisme vital. Nous avons vu que les plaques dynamodermiques avaient l'équivalence intégrale du potentiel biogénique suivant leur nombre ; car elles sont des fractions dosées de l'unité 2.00.

C'est donc en prenant cette unité métallothérapique que nous arriverons à établir une base fixe dont nous pourrons augmenter, selon les besoins, la puissance thérapeutique.

La formule que j'ai indiquée restera toujours notre guide, et, si nous devons établir une corrélation entre le millième d'ampère et la légère quantité de fluide dégagé par les plaques dynamodermiques agissant sur l'être, nous saurons la déterminer comparativement à la résistance vitale. Là encore, appelant à notre aide la grande science du diagnostic, il nous sera facile d'agir d'après les données de la vitalité probable, de l'hyperesthésie ou du ralentissement fonctionnel par rapport à la résistance. Occupons-nous des applications directes de l'électrothérapie dans les six combinaisons différentes qui sont notre méthode actuelle ou plutôt notre base nouvelle.

Nous ne saurions mieux faire que de procéder pratiquement. La démonstration théorique s'adapte mieux quand l'application l'appuie ; et l'idée suit plus aisément le sens de la démonstration.

Les maladies de la poitrine.

Nous allons arriver de suite à une des parties les plus importantes de notre œuvre.

Les maladies de la poitrine sont très nombreuses et presque toujours graves. Il faudrait ne jamais jeter les yeux sur les statistiques de la mortalité, pour ignorer la puissance de cette ennemie qui se nomme la *tuberculose*.

Commençons par faire notre profession de foi : Nous avons réussi à démontrer, depuis des années que la tuberculose est bien la forme la plus répandue de la déchéance vitale, en même temps que nous prouvions qu'elle avait pour effets les microbes. Nous avons établi, par la mesure du potentiel, l'abaissement du vitalisme, et nous avons constaté, en quelques jours de nos soins sur chaque tuberculeux, la disparition desdits microbes ou pneumocoques. Voilà un point bien déterminé.

Comment le phénomène de cette cure s'opère-t-il ?

Prenons avant tout l'instrument destiné à le produire. C'est notre carburateur. Appareil d'une géniale simplicité, puisqu'il est composé de telle sorte que son emploi peut se faire par le malade lui-même, sans risque, sans fatigue et même sans effort d'aucune sorte.

C'est le rouet de nos aïeules, légèreté en plus ; c'était bien ainsi qu'il le fallait comprendre, cet appareil destiné aux malades sans forces, afin qu'ils puissent eux-mêmes l'actionner sans effort et sans dépense d'énergie.

L'action productrice consiste dans la faible dépense d'énergie que fait le malade en se traitant lui-même.

Le phénomène physique qui se passe, c'est la production immédiate de l'ozone dans l'ambiance atmosphérique dès la première seconde de la marche du carburateur.

J'appelle ici l'attention du lecteur, sur la différence qu'il y a entre les appareils statiques ordinaires et notre carburateur, breveté du reste..

Plusieurs électriciens ont demandé pourquoi nous avions donné le nom de carburateur à un appareil empruntant la forme de la machine Wimshurst !

Mais c'est tout simplement parce que notre appareil n'a aucune ressemblance, quant aux effets, avec la machine Wimshurst !

L'action de la machine est nettement productrice d'électricité, de détonations par éclat d'étincelles électriques, tandis que l'action du carburateur est uniforme comme production d'ozone vitalisé.

La machine Wimshurst ne peut avoir les qualités que nous demandons au carburateur parce que ce n'est pas de l'électricité statique qu'il nous faut. C'est surtout de l'ozone et en abondance suffisante, sans excès toutefois, et c'est même là l'écueil où se sont heurtés tous ceux qui ont voulu nous copier et qui ont forcément dépassé le but proposé !

Dernièrement un médecin, se prétendant électricien, annonçait qu'il avait découvert un moyen de donner une quantité considérable d'ozone à la machine statique. Et certains malades y ont malheureusement été pris qui s'en sont très mal trouvés.

Je ne puis pas établir une meilleure comparaison que celle d'une salle de bain qu'on inonderait par un système de robinets emplissant la baignoire, la faisant déborder au point de noyer le baigneur.

C'est précisément la quantité de l'ozone fourni, qui fait la qualité ou qui l'assure. Veut-on doubler cette quantité, on isole davantage les plateaux, ne laissant aucune déperdition possible ; mais alors, la formation de l'ozone, pour si abondante qu'elle soit, entraîne avec elle des éléments hétérogènes qui neutralisent les effets que produirait l'ozone chimiquement pur. C'est une aggravation

du mal au lieu d'en être un élément de combati-
vité ; et c'est bien là l'effet qui s'est produit avec
l'appareil *décuplant l'ozone.*

Trop prouver en pareille matière n'a rien de
scientifique ; et cela nous paraît bien superflu de
doubler la dose d'un médicament qui guérit, alors
qu'il guérit à un degré donné. Dépasser la mesure
est un abus. En médecine, en hygiène même,
c'est une hérésie. Dans le cas qui nous occupe,
c'est une grande faute.

Le carburateur qui nous sert à vaincre la
phtisie et qui obtient depuis cinq années de véritables triomphes sur les états tuberculeux les
plus avancés, ne donne de semblables résultats
que grâce à sa perfection absolue.

Il ne faut pas chercher ailleurs ses qualités.
Veut-on doubler le résultat, on doublera la dimension du modèle. Pour produire un maximum de
quatre, il faut avoir deux facteurs dont la somme
équivaut à quatre. Si l'on veut faire huit avec
quatre, les facteurs se fatigueront et la production
sera incomplète, c'est-à-dire nulle et par cela
même nuisible.

Ce ne sont pas seulement les émanations d'o-
zone qui agissent sur les alvéoles pulmonaires ;
l'ozone commence son action directe au moment
où il pénètre dans les canaux respiratoires.

Les muqueuses nasale et buccale soumises à
l'action immédiate se trouvent assainies de suite.

Les conduits aériens étant une fois purifiés,
l'ozone parvient à l'état pur aux vésicules pulmonaires. Là, une des plus importantes fonc-

tions se trouve modifiée en quelques instants.

Le malade qui râlait presque sous l'oppression, et dont l'asphyxie paralysait les mouvements, sans qu'il pût s'en rendre compte, se trouve soudain dégagé. Le sang veineux, qui, à grand'peine, se convertissait en sang rouge, par suite de la difficulté de respiration, trouve un élément auxiliaire nouveau qui lui apporte les qualités réclamées par l'hématose. Telle est la première de toutes les impressions ressenties par les malades sous les effluves de la carburation.

Examinons l'état relevé d'une phtisique au troisième degré dont j'ai sous les yeux l'observation.

La malade est âgée de trente-huit ans. Elle est tuberculeuse depuis fort longtemps, ayant eu dans sa jeunesse des localisations. Elle a eu une tumeur blanche du genou à dix-neuf ans, puis une otite qui lui a laissé de la surdité. Enfin, elle se souvient aussi avoir eu un commencement de coxalgie vers l'âge de cinq ans, et d'avoir porté des appareils destinés à éviter la boiterie.

Actuellement, elle a de la tuberculose pulmonaire. Depuis quatre mois, elle garde la chambre et surtout le lit depuis ces derniers temps. Nous sommes en octobre; que sera-ce quand vont arriver les brumes et les froids de l'hiver?

Voici, exactement dépeint, l'état des poumons:

Induration complète des deux sommets. En arrière, au niveau du bord interne de l'omoplate gauche, à sa portion supérieure, nous distinguons très nettement le souffle produit par une caverne qui paraît bien avoir la dimension d'une pièce de

2 francs. Des râles nombreux, puis, à l'inspiration plus particulièrement, le bruit de froissement des plèvres, semblable à celui d'un parchemin qu'on froisserait.

La respiration est rude, un peu saccadée, dure, l'inspiration peu profonde ; au spiromètre enregistreur, elle ne donnerait pas 2 centimètres, alors que la moyenne est au minimum de 10 centimètres.

C'est bien par asphyxie lente que cette malade mourrait d'une syncope, si nous n'intervenions pas. L'appétit du reste est complètement nul. La fièvre est de 38°,01, le pouls donne cent deux pulsations, mais il faut dire que la malade vient d'avoir une crise de toux qui a duré trois minutes et qu'elle ne peut plus parler, suffoquée par l'effort.

Les transpirations de la tête et de la poitrine sont effrayantes. Cependant, l'entourage espère encore, parce que la pauvre femme a les joues teintées de rose. Il y a encore de la vie assurément, mais peu. C'est la dernière lueur de la lampe qui s'éteint lentement. Les yeux sont vifs, trop brillants même sous le feu de la fièvre.

Elle se remet peu à peu de son oppression et se met à nous dire ses projets.

Nous l'interrompons doucement pour commencer la carburation.

Pendant cinq minutes seulement, nous faisons fonctionner un carburateur n° 5 auprès d'elle, à environ 10 centimètres de son visage tourné vers nous.

Soudain la malade se retourne sur le côté opposé en disant :

13.

— Je suis brisée de fatigue et comme grisée par l'air, par le grand air qu'on respire à Deauville les jours de tempête !

Elle s'endort : l'effort de l'ozone a été tel que la malade est terrassée. Pendant deux heures, elle dort d'un sommeil de plomb. Quand elle se réveille nous lui offrons de prendre un peu de nourriture.

« Non, donnez-moi encore de ce bon air qui m'a fait si bien dormir. »

Nous obéissons à son désir, et, pendant dix minutes, nous faisons une nouvelle carburation. Cette fois, elle ne dort pas, mais elle est dans un état de douce prostration. Nous l'y laissons une heure sans lui parler. Elle repose, c'est l'essentiel. Après, nous recommençons toutes les heures pendant le reste de la nuit, que nous passons blanche à surveiller la malade.

Elle boit avidement plusieurs tasses de lait dans lequel nous avons mis une cuillerée à café d'excellent kirsch. Le matin la trouve très calme ; et toute la seconde journée se passe à lui faire d'heure en heure des carburations de cinq minutes de durée.

Le soir de ce second jour, une petite quinte de toux survient, mais qui ne dure pas une minute. La malade n'est nullement fatiguée ; son pouls donne 89 pulsations, la fièvre est à 37°,6. Les sueurs ont diminué dans de notables proportions.

Nous laissons à une garde-malade le soin de faire toutes les heures cinq minutes de carburation pendant la nuit, et toutes les deux heures seulement si notre malade dormait, cela afin d'éviter de la déranger.

Il convient surtout de respecter son sommeil.

Le matin du troisième jour, le mieux est tel que nous en sommes absolument surpris. Plus de sueurs, plus de fièvre, et de l'appétit.

— Je veux manger, nous dit-elle.

Nous lui faisons donner deux œufs à la coque et un peu de filet de bœuf, qu'elle mange avec le plus grand appétit.

Il y avait deux mois qu'elle ne pouvait toucher aux aliments sans avoir de véritables nausées.

La garde nous dit que madame a dormi toute la nuit et que les carburations ont dû être faites toutes les deux heures pendant le sommeil.

Le quatrième jour, le mieux est si sensible qu'elle se lève et veut absolument venir déjeuner avec nous à la salle à manger. C'est assez imprudent, car il n'y a pas de feu encore, et l'air est assez vif au dehors; les appartements surtout emmagasinent l'humidité.

On fait faire du feu, et la malade, bien faible malgré tout, vient prendre sa place et mange admirablement.

Le soir, nous la quittons en bonne voie de guérison.

Voici le bulletin du dixième jour :

« Plus de toux, plus de sueurs, retour des forces, appétit insatiable, gaîté revenue et mine superbe, quoique plus pâle. »

Le bulletin du vingtième jour:

« Promenade à pied dans la ville, par un temps sec et ravissant, retour complet des forces, appétit normal, sommeil absolument parfait. »

La malade est guérie, sa santé est superbe et digne d'être ambitionnée par beaucoup de personnes même en santé, après un mois de soins.

L'action de notre carburateur sur le poumon peut s'expliquer de la façon suivante :

Lutte immédiate contre l'asphyxie, résultat obtenu par la fonction de l'hématose, qui se trouve rétablie dans son intégralité.

Dès la première inspiration, les vésicules pulmonaires trouvent dans l'oxygène qui leur est fourni un auxiliaire tel, que le sang veineux se charge de lui-même des matériaux apportés par la nouvelle respiration. Les globules sanguins ainsi pourvus d'oxygène vont réparer les cellules, leur fournissant une réparation immédiate ; pendant que les stries et matériaux incomplètement comburés achèvent de se dissoudre et de s'éliminer.

Si nous établissons un parallèle entre les traitements destinés à lutter contre la phtisie, nous voyons de suite qu'ils n'ont pas du tout le même but :

En effet, ce que la médecine ordinaire s'efforce à produire par les résineux, les potions et les drogues de toute sorte, c'est l'arrêt de la toux et la cicatrisation des cavernes creusées par les tubercules.

Joignez à cela qu'elle s'efforce de nourrir les malades en les surchargeant d'alimentation, et vous aurez tout le bagage thérapeutique employé contre la phtisie à tous les degrés.

Toutes fonctions sont ralenties par le seul fait du

mauvais fontionnement pulmonaire. Les aliments
sont-ils digérés, leurs scories ne sont plus brûlées,
leurs déchets restent dans l'organisme, l'empâtent,
le mettent hors d'état de fonctionner. Le sang, qui
s'hématose difficilement, s'épaissit; il ne va plus
porter la vie rutilante, énergique, limpide, aux
cellules fixes, pas plus du reste qu'aux cellules
migratrices. L'inappétence se produit, les sueurs
profuses que nous remarquons à la tête et à la poitrine des malades, sont l'indice certain de la fatigue générale qui résulte de tout cet état de choses.

Donc, le carburateur, qui donne instantanément
un mieux appréciable aux malades, agit de suite
en activant les comburations, en facilitant l'hématose, en donnant ainsi à toute l'économie une vitalité nouvelle qui, dès lors, suit le cours ordinaire
de l'équilibre stable d'une santé robuste.

C'est cette fonction qu'il ranime de suite, ramenant la vie fonctionnelle qui lui a valu le nom de
carburateur, nom que je lui ai consacré dans mes
premières expériences, et malgré certain avis dicté
par l'ignorance de son action dans l'économie
générale. Pour ajouter un dernier mot, nous parlons actuellement de l'action du carburateur sur
le poumon; et il se trouve que cette action est
étendue à l'économie générale, à toutes les fonctions: digestives, cutanées circulatoires et élimi-
natoires; cela semble sortir de la question! Non,
pourtant; car nous avons pu voir que le premier
résultat obtenu par les applications du carburateur à la phtisie, est la reprise immédiate du dynamisme; le calme complet du système nerveux, le

retour de l'appétit et l'arrêt des transpirations. Ce dernier phénomène doit surtout frapper notre attention :

Que prouvent les sueurs? — De la fatigue!

Or, cette fatigue naît-elle seulement des désordres pulmonaires, des plaies des cavernes du poumon? Non. Ce n'est pas un mal local qui amène des sueurs, ce n'est pas une gêne non plus. Le malade transpire alors qu'il est couché, qu'il ne fait aucun effort; c'est donc uniquement parce qu'une lutte s'est engagée entre les organes et le dynamisme.

Les échanges, les transformations, les éliminations, les comburations transformistes, que la chimie tout entière serait mise à contribution pour expliquer, ne se font plus normalement. De là, fatigue, souffrance, transpirations!

Le suicidé par asphyxie ne transpire pas; parce que c'est la masse elle-même du sang qui se trouve frappée. Le phtisique s'asphyxie aussi, mais plus lentement; il perd de jour en jour des forces, parce que de jour en jour l'hématose s'altère et diminue. La sueur est donc constituée, appelée par la souffrance de tous les organes à la fois qui se trouvent alanguis par le manque de sang pur, par la présence d'un sang mal oxygéné. Voilà pourquoi les phtisiques s'étiolent, s'amaigrissent et pourquoi ils transpirent même par le froid, au moindre mouvement.

Une goutte d'acide dans l'estomac a le don de doubler ces transpirations, nous avons vu le fait se produire mille fois. Pourquoi? Parce que la

moindre excitation d'un organe chez ces débilités
excède l'organisme tout entier et amène un effort
qui se répercute généralement dans tous les
organes.

Voilà pourquoi les troubles généraux cessent
de suite, dès la première carburation, et pourquoi
notre carburateur semble arracher immédiatement
les pauvres agonisants à leur triste destin. Voici
un fait qui vous prouvera mieux que toute théorie
la puissance du carburateur.

C'était à l'Hôtel-Dieu que cela se passait. Un
interne avait dans son service un phtisique absolument perdu. Le malheureux, un garçon de 25 ans,
râlait en proie aux affres de la phtisie. L'asphyxie
était à ce point complète, que déjà les rideaux du
lit étaient tirés sur le pauvre mourant.

L'interne eut alors l'idée de se servir d'un carburateur qui venait de lui être apporté par un
étudiant. Il s'approcha du lit et mit l'appareil en
marche auprès du moribond. Quelle ne fut pas sa
surprise en voyant de suite le malade manifester
une sensation de vie, de bien-être. Les aspirations
qu'il faisait la bouche ouverte toutes les 30 secondes, avec un bruit de râle, s'accélérèrent, puis il
ouvrit les yeux, étendit les mains; enfin reprit
ses sens.

Quelques minutes suffirent pour obtenir ce merveilleux résultat, qui surprit l'interne à ce point
qu'il fit appeler ses camarades. Le moribond sur-
vécut six heures et fut emporté le soir même par
une hémoptysie, ainsi qu'il fallait s'y attendre;
car, il avait déjà éprouvé cet affreux phéno-

mène plusieurs fois depuis son entrée à l'hôpital.

Mais admettez que l'artère pulmonaire ait été saine, au lieu d'avoir été rongée par la phtisie : voilà un moribond qui eût été absolument sauvé par le carburateur, lequel lui a rendu pour une durée de six heures une sorte de renouvellement vital, qui aurait, en continuant, amené la guérison.

Ce n'est pas seulement au poumon, c'est-à-dire à la substance pulmonaire, que le carburateur rend la fonction, c'est à l'économie générale, à tout l'ensemble des fonctions organiques.

J'ouvre une incidente qui l'expliquera :

Prenons un malade à potentiel exagéré, un typhique. Il est anémié et dans un état de dépression physiologique complet. Rien au poumon, rien au cœur, qu'un souffle anémique.

Eh bien, si nous soumettons ce malade à l'action du carburateur, nous verrons dès la première application les forces reparaître. La nutrition se fera mieux, l'appétit reviendra et, en quelques jours, la convalescence aura fait des progrès surprenants. Pourquoi ? Eh bien, c'est l'œuvre des comburations, c'est l'œuvre des combustions internes, c'est la vivifiante métamorphose de la vitalité réparée, rendue par le carburateur, qui mérite essentiellement ce nom, parce qu'il tient bien ce qu'il promet.

Brûler les scories, n'est-ce pas activer la flamme, n'est-ce pas débarrasser les foyers des obturations qui les encrassent et paralysent leur jeu ?

Ce qui se passe pour la phtisie, c'est le mécanisme de la vitalisation, mécanisme qui opère sur tous les malades au même degré bienfaisant, au même titre que chez le phtisique.

Nous avons spécialement affecté le carburateur à la phtisie, mais nous aurions pu et même dû le recommander à tous les malades alanguis par une déchéance organique quelconque. Nous ne l'avons pas fait parce que nous craignions de nuire à l'idée du traitement de la phtisie. Nous avons eu assez de mal pour implanter ce mode de soins, dont les médecins officiels ne voulaient pas pour leurs clients, alors qu'ils l'acceptaient pour leur famille et pour eux-mêmes, quand le cas se présentait. Mais, puisque nous en sommes au raisonnement, c'est-à-dire à la discussion, pourquoi laisser passer sous silence les faits les plus généraux qui ont tour à tour combattu, puis accepté et même exalté l'action bienfaisante du carburateur de la Médecine Nouvelle ?

Ne s'est-il pas produit cent et mille fois le cas suivant :

Un malade allait mourir emporté par la phtisie. Le médecin officiel de la famille déclarait ne plus rien pouvoir opposer à la fin imminente du malade.

On demandait alors à l'entourage de s'adresser à nous.

— A quoi bon ? répondait le médecin, ces gens-là ne font pas plus de miracles que nous.

Et on s'adressait quand même à notre méthode... Puis le malade guérissait grâce au carburateur. Nous avons des dossiers nombreux avec attestations qui prouvent ces faits ; nous avons même

parmi les médecins qui furent sceptiques, mais
que la réalité convainquit, des adeptes fervents.
On ne les croit pas plus qu'ils ne croyaient eux-
mêmes, quand on cherchait à leur persuader
qu'il est bon d'essayer un remède qui ne peut
pas nuire.

Et nous recevons tous les jours des demandes de
soins, des demandes d'appareils pour des cas semblables. Parfois trop tard, puisque la plupart du
temps une dépêche annule la commande faite
la veille, parce que le malade n'a pas attendu le
remède sauveur.

Voilà des vérités trop cruelles dans leur exactitude et dans leur nombre.

Mais revenons à l'action directe sur le poumon.

Si le malade en est au premier ou au second degré
de la phtisie, les tubercules débutant ou assez
nombreux pour se réunir et former un foyer qui
deviendrait une caverne avec le temps, le carburateur fera aisément disparaître l'état morbide en
arrêtant tout à coup la propagation des tubercules.

Les foyers infectés ou mieux les foyers de propagation sont dus essentiellement, ainsi que nous
l'avons vu, à l'abaissement du dynamisme, à la
diminution des échanges vitaux.

C'est donc en réalité à un alanguissement de
la vitalité pulmonaire en tant que substance
même, que ces foyers doivent l'éclosion morbide
qui les crée et propage leur évolution.

De l'évolution elle-même naît un principe que
nous nommerons l'autocontagion et qui, de proche

en proche, accélérera la progression des symptômes. Nous en trouvons la preuve dans ce que nous nommons en médecine la phtisie galopante.

Celle-là, nul ne pourra l'attribuer, pensons-nous, à un contage direct.

Elle éclate sur un sujet sain et relativement d'apparence vigoureuse. Mais, si le médecin, sûr de sa physiologie, scrute un peu le fond des choses, il sera amené à découvrir des traces certaines d'une débilité due à un surmenage, à un vice d'habitude ou d'hygiène, enfin une misère physiologique quelconque.

Le malade tousse, puis sa colonne vertébrale s'incurve légèrement, il marche voûté ; cela dure quelques mois, enfin il s'alite, et..... il est tard pour combattre le mal qui marche à pas de géant. En quinze jours, le colosse est terrassé.

Que peuvent les remèdes bénins de la thérapeutique officinale, en présence de lésions profondes sans cesse progressantes ?

Rien, et c'est ce qui fait dire que la phtisie galopante est incurable.

Eh non ! elle ne l'est pas, puisque deux jours de carburations à raison de cinq minutes toutes les heures amènent un arrêt brusque du mal et la disparition des symptômes les plus terribles.

Que manque-t-il à ces poumons aux prises avec la tuberculose ?

Tout simplement un agent de vitalité qui, remontant le dynamisme, assainisse les alvéoles par une irrigation sanguine plus vigoureuse.

C'est de la débilité, de l'atonie même de la

matière, que naissent les désordres; donc, si l'on
remédie à cette cause essentielle, les effets
cessent brusquement, les tubercules se cica-
trisent, et, si ces tubercules ont désagrégé localement certains points, creusant des cavernes
purulentes, ces cloaques se dessécheront et se
cicatriseront d'eux-mêmes aussi, parce que l'irrigation sanguine, plus généreuse, plus réconfortante, créera aisément un tissu cicatriciel protec-
teur et réparateur de la substance molle du poumon.

En réalité, ce n'est pas autant le poumon que
l'état général qui se trouve intéressé dans ces
sortes de maladies. Et je crois pouvoir affirmer
qu'elles naissent autant de la défectuosité de l'état
général que de celle locale des organes respiratoires.

Il est temps de classer parmi les maladies générales celles dont la symptomatologie n'est qu'un
processus à terminaison fatale. Les guérisons
spontanées, citées par les auteurs et reconnues
par les praticiens, ne peuvent qu'affirmer la véracité de mon assertion.

Le malade qui a dû la tuberculose à une cause
d'hygiène, et qui la fait disparaître, a toutes les
chances de se guérir spontanément.

Eh bien, la cause immanente n'est-elle pas toujours l'adynamisme vital ?

Qu'est-ce que c'est au point de vue médical
pathologique ?

Un sang insuffisamment hématosé, un système
nerveux alangui, des tissus manquant de force,

de souplesse, et privés de résistance vitale.

Tout cela ne se refait pas par les drogues. Les médicaments sont peut-être parfois des palliatifs ; mais jamais leur action ne sera assez durable, assez héroïque, pour lutter avantageusement contre les passivités morbides.

L'agent qui convient est celui que la nature elle-même emploie à l'état sain, pour entretenir l'équilibre de la vitalité ; cet agent constitue le potentiel des échanges, celui qui fournit aux besoins de la résistance de l'être tout entier, et qui, une fois privé de son renouvellement immédiat de tous les instants, amène forcément un déséquilibre dont les résultats sont la phtisie et autres affections générales, telles que nous les connaissons et qu'on nomme parfois : maladies par ralentissement de la nutrition. Il y a moins de différence qu'on ne croit entre le diabète et la tuberculose, entre l'albuminurie et l'ataxie locomotrice progressive ; si, au lieu de classer les maladies par organes ou par régions, on s'était donné la peine de les cataloguer par genre de causalités, nous aurions depuis longtemps une pathologie impeccable.

Mais nous en sommes pour longtemps encore à la théorie de l'hérédité, à celle de la dégénération, à l'atavisme, à la sélection, qui affinent les organes en même temps qu'elles sont censées les appauvrir !

La théorie microbienne, dont nous avons fait ici le procès, tiendra longtemps encore le record des tournois scientifiques ; n'en parlons plus ici.

Toujours est-il que, pour cette même phtisie, il est, en des laboratoires nombreux, des savants qui cherchent un moyen pratique de détruire la petite bête, au lieu d'assainir les tissus dont l'état d'affaiblissement est la cause unique de prolifération bactériologique.

Nos succès dans la pratique prouvent surabondamment que nous sommes près de la vérité ; et, si nous n'avons pas fait école en généralisant davantage notre méthode, c'est à la routine que nous le devons. Qu'importe, si, malgré tout, nous arrachons chaque année des milliers de moribonds à l'agonie ? Nous aurons suffisamment fait quand il sera démontré que la maladie ne saurait résister à la carburation. Et c'est à cela que tendent tous nos efforts.

Les succès de la Médecine Nouvelle n'ont pas d'autre secret que ce principe : attaquer la cause avec des armes précises et d'une pénétration calculée.

Dans tous les traitements que nous allons passer en revue, nous remarquerons que l'idée initiale de nos soins est surtout portée à atteindre ce but.

Dans le traitement de la tuberculose pulmonaire, nous arrivons directement sur l'alvéole pulmonaire, pénétrant dans les foyers purulents et jusqu'au centre des cavernes, où notre traitement va cicatriser, après les avoir purifiés, les points attaqués par les tubercules.

Nous avons reconnu, dans toutes les maladies du poumon, que l'action de notre carburateur était décisive et presque immédiate, par l'arrêt subit de tous les symptômes : toux, sueurs profuses, faiblesse et inappétence.

Ces résultats parlent d'eux-mêmes et surtout quand il s'agit de maladies dont l'évolution morbide est d'une aussi effrayante rapidité que celle de la phtisie pulmonaire.

Pendant que nous parlons de la tuberculose, un mot encore à propos des manifestations générales de cette terrible affection. Atteint-elle les os, comme dans les tumeurs blanches, ou bien encore certains organes, tels que l'oreille, les viscères, qui n'en sont pas plus exempts que le reste de l'organisme : là encore, nous continuerons à saturer les poumons d'ozone, à l'aide de notre carburateur, pendant que localement nous ferons des instillations au niveau des points affectés.

Le potentiel de la vitalité générale ne se relève pas localement d'une façon suffisante pour répondre aux besoins des échanges vitaux, nous l'avons expérimenté dans le traitement des affections chroniques et dans la thèse que nous avons soutenue sur le dynamisme vital au point de vue de la résistance.

C'est pour cette raison majeure qu'il importe souvent de relever l'état général à l'aide de la métallothérapie. Dans nos traitements par correspondance, cette précaution a toujours été couronnée de succès.

Le cancer et les tumeurs.

Nous arrivons à la plus pénible de toutes les modifications dues à la morbidité. Le cancer est-il autre chose qu'une dégénération de la résistance?

Nous voyons succéder à des tissus absolument fatigués d'autres tissus qui n'ont plus rien de la nature de ceux qu'ils remplacent. A quoi attribuer cette transformation ?

Comme tous les déséquilibres vitaux, celui qui produit le cancer est une hyperesthésie due à l'élévation du potentiel. La lutte entre la résistance vitale et les échanges vitaux est telle, que les cellules sont incomplètement formées et que les tissus qu'elles vont sustenter et renforcer prennent peu à peu les mêmes vices, les mêmes défectuosités, jusqu'à ce que des désordres sérieux dus à l'épaississement de ces tissus, éclatent avec tout le cortège symptomatique que nous connaissons.

Quand l'évolution complète s'est produite, quand le cancer se trouve nettement localisé, le médecin est appelé à se prononcer. Son diagnostic n'est pas difficile à établir : carcinome ou de nature carcinomateuse, selon le degré d'induration, d'exfoliation, de désagrégation ! C'est toujours la même cause, dont les effets sont plus ou moins accentués, ayant plus ou moins évolué.

La médecine ordinaire est complètement désarmée contre ces états pathologiques.

Si jamais un mal fut l'objectif des charlatans,

marchands d'orviétans et d'emplâtres héroïques,
c'est le cancer. Depuis vingt ans, il est plus connu,
et les médecins ont le dagnostic plus sûr en ce
qui le concerne ; cela a suffi pour dérouter les
marchands de pommades anticancéreuses, dont le
seul talent consistait à guérir tout ce qui n'était
pas la redoutable affection.

En sorte que les malades atteints d'un adénome
du sein, par exemple, sont renseignées de suite
sur la bénignité de leur mal et ne s'effraient plus.

Nous avons, grâce aux études nouvelles sur les
métamorphoses diathésiques, reconnu que le cancer était une forme de dégénérescence vitale.
Et je tiens avant tout à faire remarquer que
l'arthritisme est l'affection initiale de presque
toutes les morbidités chroniques. Ralentissement
de la nutrition, disent les auteurs. Ralentissement
de la vitalité, répondrons-nous. Quiconque souffre,
se nourrit mal. Or c'est encore confondre la cause
et les effets que de prononcer le mot ralentissement de la nutrition, alors qu'il s'agit, comme causalité, d'un ralentissement du potentiel vital.

C'est parce qu'on n'accepte pas le principe du
vitalisme qu'on se trouve sans cesse en présence
de la difficulté qui naît de l'ignorance des causalités.

Pourquoi le cancer existe-t-il et pourquoi ne
peut-on pas le juguler par des moyens rationnels ?

C'est parce qu'on croit toujours que cette maladie est le résultat d'une diathèse et que son évolution est forcée par les lois de l'atavisme, de l'hérédité, du tempérament. etc.

14

Eh bien, non : le cancer, comme tant d'autres affections, provient de l'abaissement de la vitalité. Augmentons les agents bio-vitaux, décuplons la production des cellules migratrices en facilitant les échanges, et nous obtiendrons un arrêt de l'évolution.

En étudiant la marche du cancer, nous arriverons à comprendre l'idée qui a guidé la chirurgie, lorsqu'elle a adopté le système, malheureusement toujours en vogue, de l'ablation des parties affectées.

Il se produit par inflammation une propagation sur le système lymphatique. Est-ce dû à la compression ou simplement à la souffrance physiologique, cette propagation aux ganglions, qui s'engorgent de proche en proche ?

La cause en est à coup sûr à la modification apportée par le cancer.

Or la chirurgie, pour éviter les complications possibles ou du moins pour lutter contre l'imminence même du danger, opère, enlève à l'aide du bistouri, le foyer cancéreux et les ganglions de la région et même des régions voisines s'ils sont le moins du monde engorgés.

Après la cicatrisation des plaies chirurgicales, le mieux semble s'installer, mais la cause subsiste ; nous pourrions même affirmer quelle est augmentée encore par l'adynamisme résultant de l'opération ; et en quelques mois un nouveau foyer se reforme qui évolue mortellement en un an.

Voilà la vérité bien nette et bien précise. Rendre un an de vie problématique ; cela à l'aide d'une opération chirurgicale qui ne peut avoir aucune influence heureuse sur la cause. Telle est l'action chirurgicale. Et c'est la seule qui, dans le domaine médical, ait une influence quelconque sur le cancer.

La Médecine Nouvelle n'a pas fait école auprès de la routine. Et cependant, elle a à son actif des succès autrement concluants et sérieux par l'électrolysation directe des foyers carcinomateux.

Depuis dix ans, les électriciens ont obtenu des résultats de temporisation sur les cancers perméables, à l'aide de l'électrolyse ; mais nous ajoutons perméables. Il fallait en effet que le cancer fût externe ou tout au moins placé sur une muqueuse accessible aux électrodes employées, pour l'obtention d'un résultat.

La Médecine Nouvelle est parvenue depuis déjà trois ans à agir au sein des organes profonds, à lutter contre le cancer du sein, de l'estomac, de l'intestin, du foie, de la matrice, etc.

Il est certain que cette méthode offre des difficultés assez grandes, mais non pas insurmontables, puisque des malades éloignés de Paris se traitent par correspondance et obtiennent de réels succès.

Voici un exemple entre cent qui donne bien l'idée du traitement et de ce qu'il peut donner :

Janvier 1892: Mlle T., âgée de cinquante-trois ans, atteinte d'un cancer de l'estomac depuis six mois ; signes caractéristiques : vomissements noirs, aspect assez semblable au marc de café, ne peut tolérer aucune nourriture, sauf le lait. Maigreur extrême, teint jaune. Le diagnostic nous est adressé par son médecin.

Nous commençons les soins par correspondance le 12 janvier 1892.

La malade vit encore, et nous sommes en 1896 ; voici sa dernière lettre :

« DOCTEUR,

« Il y a six mois que j'ai interrompu mes appli-
« cations ; je ne suis pas reprise, mais j'ai peur de
« rester plus longtemps sans soins. Un conseil. Je
« digère bien quoique gênée encore un peu par
« les gaz deux heures après chaque repas. Encore
« merci et bien sincèrement, votre dévouée.

« Louise T. »

Pour qui connaît le cancer de l'estomac et sa rapide évolution, ce résultat pris, comme je le disais, entre cent cas semblables soignés par la Médecine Nouvelle, constitue un triomphe pour notre méthode. En général, c'est en six mois que le cancer gastrique a raison de la vie du malade.

Il n'y a jamais lieu d'intervenir chirurgicale-ment : donc le cancéreux est bien perdu quand l'estomac ne fonctionne plus.

Eh bien, de 1892 à 1896, voilà quatre années de mieux, de calme, de guérison, pendant lesquelles cette malade a vécu comme tout le monde, sauf un peu de dyspepsie pendant une demi-heure, deux heures après le repas !

Comment ce phénomène de guérison a-t-il été obtenu ?

Par l'augmentation du potentiel des échanges
vitaux, tout simplement. Les tissus malades ont
été immédiatement modifiés. Les cellules migratrices, augmentées dans leur dynamisme et surtout dans leur nombre, ont produit une réparation qui s'est continuée pendant trois ans. Notons
que la malade, Mlle T., n'a pas suivi son traitement sans interruption ; elle l'a suspendu, puis
repris et suspendu de nouveau.

Le mode d'emploi est des plus simples, puisqu'il appartient au domaine des maladies générales, dont le potentiel des échanges est l'unique
facteur, en tant qu'électrothérapie. Mais ce qu'il
fallait préciser surtout, c'est le degré du dynamisme à employer, pour atteindre le but. Ne
pas agir localement en agissant généralement eût
constitué une faute, dans une affection localisée
sur l'organe essentiel dont il s'agissait, alors que
des troubles multiples eussent amené, en quelques jours de plus, l'inanition, c'est-à-dire la
mort.

Si nous pouvions humainement faire de la vivisection, pendant le cours d'un traitement semblable, nous verrions d'abord, au début de nos
applications, les tissus cancéreux œdématiés, puis
épaissis et durcis ; enfin, nous leur trouverions
un sang noirâtre, mal hématosé, les contours
fendillés et sillonnés de rayures rouge vif.

Après les premiers jours de soins, cet aspect
serait transformé. Les rayures auraient disparu,
et le ton se serait atténué. Voilà l'arrêt de la progression, de la poussée congestive, qui permet

14.

aux organes de fonctionner encore presque normalement, quoique avec gêne.

Puis, en trois ou quatre semaines de traitement,
toute trace a disparu ; il ne reste plus que l'atténuation du vitalisme général, qui n'a pas repris
son potentiel normal, mais qui est en bonne voie
de réfection.

La cause persiste donc, mais elle peut être
vaincue si les soins sont continués ; le traitement,
sera long, mais il est facile à appliquer ; il ne gêne
pas le malade, il ne l'astreint pas à un repos, il ne
le paralyse ni dans ses affaires ni dans ses plaisirs.
Le cancéreux est affecté au moral plus encore
peut-être qu'au physique. Il sait généralement
qu'il est gravement atteint. Il en a la prescience,
il le devine. Sous l'action de notre traitement,
toute angoisse disparaît, parce qu'il se sent
mieux, parce qu'il reprend des forces et que l'espoir lui revient peu à peu chaque jour.

S'il est une maladie au cours de laquelle le
malade sente revenir la santé, c'est bien dans le
cancer, soigné par la Médecine Nouvelle.

Lisez cette lettre d'un autre malade qui nous
écrit, après un mois seulement de nos soins par
correspondance.

« Cher Docteur,

« Depuis huit jours, je peux manger de la
« viande, et mes forces s'en ressentent. J'ai cer-
« tainement repris comme muscle, et je me sens
« tout autre. Sans aucune confiance dans la

« science médicale, lorsque j'ai commencé votre
« traitement, je dois vous dire aujourd'hui que je
« suis rassuré sur mon état, et que je crois fer-
« mement guérir.

  « Le jour où j'ai abandonné définitivement le
« lait, j'ai senti que j'étais sauvé. Et depuis huit
« jours, je digère la viande saignante.

  « Merci et reconnaissance, etc. »

Voilà un malade qui ne pouvait digérer que du
lait coupé d'un tiers d'eau minérale, et qui n'en
consommait au plus que deux litres en vingt-
quatre heures, quand il s'adressa à nous. Un mois
a suffi pour lui permettre de digérer sans gêne et
sans douleur aucune de la viande grillée, des lé-
gumes et des fruits cuits.

Il sent, malgré son scepticisme du début, qu'il
guérira. Cette lettre est datée du mois d'août.
Voilà trois mois qu'il est en traitement. Nous
avons des nouvelles plus récentes encore, nous
apprenant qu'il est dans les meilleures conditions de santé, et qu'il persiste dans sa croyance
et dans sa confiance.

Maladies des organes.

La maladie d'un organe quelconque est caractérisée par les troubles de ses fonctions. Ces
troubles en sont les effets ; quant à la cause, si
nous la connaissons bien par la précision de nos
moyens de percussion, d'auscultation, d'examen, etc., nous sommes, en général, comme mé-

decins, mal armés pour y remédier. C'est pour
cela que, depuis des siècles, nous faisons de la
médecine symptomatique. Je ne m'étendrai pas
plus longuement sur cet état de choses, qui est la
cause initiale de notre existence, en tant que médecins électrothérapeutes.

Les malades qui viennent à nous en dépit de
vieilles coutumes et des traditions centenaires, ont
déjà reconnu l'impuissance des soins de la thérapeutique officielle.

Peu leur importe donc que nous leur fassions
des théories sur le mal fondé des traitements
qu'ils ont suivis avant de s'adresser à notre méthode. Ils ont pu juger par eux-mêmes du peu de
valeur des médicaments dont on les a saturés ; et
fatigués, presque désespérés, ils nous arrivent
avec un peu de scepticisme, mais, malgré tout,
avec une certaine confiance.

Les maladies organiques sont assurément celles
qui nous fournissent le plus grand contingent de
clientèle.

La raison en est compréhensible : soigner les
effets, c'est entretenir le mal.

Voici un malade dont le cœur est affaibli et ne
répond pas aux besoins de la circulation générale;
eh bien, il aura, durant toute sa vie des accidents
dus à sa circulation défectueuse. Ses jambes
enfleront, puis ce sera l'abdomen; enfin, cela
montera comme une véritable inondation jusqu'au
moment où une syncope finale y mettra un terme.

Les soins ont consisté à donner à ce malade
des toniques, de la digitale, puis des soins locaux

aux endroits envahis par l'anasarque et l'hydro-
pisie.

Naturellement, l'organe malade n'a pas été sou-
lagé ; au contraire, les soins dont il a été l'objet
l'ont fatigué de la façon la plus certaine.

Examinons ce qu'ont pu produire les médicaments sur ce cœur fatigué et inerte.

La digitale, sous n'importe quelle forme, a
accentué son mouvement ; tant que son action a
duré, elle a été une cause d'excitation qui a amené
un surcroît de fatigue. L'a-t-on continuée, les
doses, en augmentant, ont peu à peu amené l'accoutumance, et déjà, vers le huitième jour, l'effet
n'a plus été le même. D'où il est résulté un retour
à l'état morbide, sans aucun bénéfice, au contraire.

Puisque nous sommes au cœur, disons un mot
du régime lacté.

Faut-il le combattre définitivement et le pros-
crire ? Oui et non.

Oui, s'il s'agit d'une affection chronique ; non,
s'il s'agit d'une maladie aiguë.

La maladie chronique d'un organe n'exige pas
d'à-coup dans la vie ; et ç'en est un que de passer
brusquement du régime solide au régime liquide.
Les neuf dixièmes des malades, pour ne pas dire
plus, en meurent.

Personne ne s'est guéri par le régime lacté. On
végète peut-être un mois de plus dans une trom-
peuse quiétude ; mais la fin couronne piteusement
l'œuvre thérapeutique. Le lait ne nourrit pas ; il
n'exerce aucun organe, et l'on ne doit faire aucun

fond sur lui pour sustenter les malades, sauf dans les fièvres instestinales; et encore pendant un très court laps de temps.

Il n'est pas extraordinaire que, sous l'effort de l'inanition, les accidents dus à la circulation s'amendent.

Puisqu'on diminue la source de nutrition, on diminue aussi le dynamisme fonctionnel; le cœur fatigue beaucoup moins, mais il ne se relève pas. Et de ce que les accidents produits par la vie ordinaire cessent par suite de ce repos, de cet amoindrissement de la fonction nutritive, il ne faut pas se figurer que le retour au régime soit de nature à ramener l'équilibre de la fonction normale.

C'est là précisément que gît l'erreur.

Dans notre pratique, nous avons tous vu mourir des malades que le régime lacté avait améliorés au début; mais, dès qu'ils ont voulu abandonner ce régime, le retour offensif du mal a été meurtrier.

Donc, plus de régime lacté dans les maladies organiques chroniques; c'est encore le plus mauvais de tous les procédés, parce qu'il amène des chocs spontanés, que les cardiaques, les hépatiques et autres affectés organiquement ne peuvent supporter sans courir les plus grands dangers.

Nous devons prendre les plus grandes précautions néanmoins, afin de nous aider par un régime spécial à éviter la dépression et la poussée congestive.

Le desideratum est de nourrir strictement dans des proportions suffisantes pour que les lois du dynamisme vital soient respectées et pour que l'équilibre reste parfait à tous les instants.

Pour obtenir ce résultat, nous étudierons le passé de chaque malade, nous puiserons dans les phénomènes produits les matériaux de notre jugement, et, sans jamais abaisser la quantité, nous agirons sur la qualité nutritive, que nous augmenterons ou diminuerons, suivant les besoins.

Il est aisé de faire mourir un malade d'inanition tout en ayant l'air de le nourrir abondamment. L'important n'est donc pas la quantité, mais la qualité des aliments.

Il s'agit ensuite, comme action curative, de rendre à l'organe malade son énergie fonctionnelle. Notre méthode doit obtenir ce résultat en quelques jours, d'abord par la stase de l'état morbide lui-même, dont l'évolution doit cesser de suite, puis par la reprise de la vitalité, qui doit se produire progressivement, mais de jour en jour, d'une façon plus marquée.

Ainsi, le cardiaque à manifestations hydropiques, qu'on est obligé de ponctionner fréquemment, devra cesser d'avoir besoin d'être ponctionné dès les premiers jours de soins.

La ponction n'est pas autre chose que le combat contre les effets.

La cause subsiste toujours tant qu'on ponctionne le cardiaque.

L'œdème, qui disparaît sous l'influence des médicaments et du régime lacté, reparaît dès que les médicaments sont supprimés ou que le régime cesse. Ce n'est donc pas une guérison qu'ont obtenue ceux qui ont prescrit ces soins.

Ce que nous indiquons pour le cœur se passe dans toutes les affections organiques, pour l'estomac, pour le foie, l'intestin, les reins, la vessie, l'utérus, etc. ; cela se passe aussi pour la peau quand elle est le siège d'inflammations chroniques.

Aujourd'hui, ce sera le poisson qui causera des accidents et des dermatoses; dans un an, ce sera un autre aliment ou condiment.

Peu à peu les organes digestifs en arriveront à ne plus rien supporter. Les régimes, les privations, les médicaments, ne sont donc que des palliatifs destinés à tourner les difficultés sans les vaincre. C'est absolument le moyen de se laisser peu à peu envahir par l'état morbide.

Que faut-il pour triompher de la cause dans ces maladies dues spécialement et toujours à l'adynamisme ?

Relever le potentiel *bio-vital*. Rendre aux organes la force, la tonicité, l'énergie et la contractilité; pour cela, agir selon les lois naturelles qui répondent aux trois agents dont la métallothérapie et l'électrothérapie sont les dispensatrices.

Nous revenons toujours aux soins généraux et aux soins locaux.

Aux soins généraux pour activer le potentiel des échanges, aux soins locaux pour augmenter le potentiel de la résistance.

Quand, sous l'effort du dynamisme biogénique, nous avons obtenu la complète disparition des effets, il est bien certain que nous avons diminué la cause.

Notre méthode ne saurait agir autrement ; l'action médicamenteuse cessant, les troubles reviennent en foule ; les soins par notre méthode une fois suspendus, la guérison persiste et s'accélère ; voilà ce que nous pouvons prouver par quatorze années d'une pratique ininterrompue.

Les organes perméables sont en très petit nombre ; nous ne pouvons admettre que l'introduction d'un instrument dans la vessie constitue une perméabilité. Donc, nous agirons toujours comme si l'organe était inaccessible, sauf toutefois dans certaines affections propres à l'homme, cas qui feront le sujet d'une étude toute spéciale.

Nous avons pu nous rendre compte que l'électrolyse dirigée sur un organe profond obtenait les mêmes résultats que sur un organe superficiel. La disposition opératoire devant seule différer, le cœur ne peut être soumis en aucune façon aux pratiques directes, sauf dans un cas immédiat de syncope, où une prompte et énergique révulsion doit ramener l'impulsion vitale.

C'est le seul de tous les organes qui doive être traité spécialement par des intensités intangibles pour ainsi dire. C'est en même temps l'organe qui répond le mieux à ces faibles appels longtemps continués. Nous l'avons vu dans la plupart des maladies du cœur et surtout dans les affections de ses séreuses.

Le foie vient ensuite avec une grande partie de sa fragilité cardiaque dont il est une copie, puisque les deux circulations se complètent.

Cependant les modifications du foie sont plus

15

nombreuses que celles dont le cœur est susceptible. La nature des tissus n'étant pas la même, il
importe donc de lutter très souvent contre l'inertie de l'organe par des moyens plus énergiques,
voire même, suivant le cas, par l'électrolyse.

La pratique électrothérapique, en tout ce qui
concerne les maladies des organes, doit être rigoureusement prudente.

C'est naturellement l'appareil électrique qui joue
le principal rôle, puisque tout dépend de lui, force
et tension, diffusion et mesure.

Nous avons dit ces choses depuis longtemps ;
nous avons même prouvé que le choix de l'appareil était tout pour la réussite, alors que nous
sommes devenus nos propres fournisseurs, nous
faisant électriciens fabricants pour obtenir la perfection inutilement cherchée.

Je n'ai pas à insister sur ce point ; nous travail-
lons toujours à perfectionner nos moyens pratiques, nous sommes très largement outillés pour
ces recherches, tant en laboratoires, ateliers,
usines, qu'en collaborateurs scientifiques.

La Médecine Nouvelle est le seul établissement
français d'Electrothérapie comprenant toutes les
branches de l'étude et des applications, comme
aussi tous les moyens de fabrication.

Avec de semblables éléments, nous devons donc
forcément obtenir des résultats sérieux.

Eh bien, le choix de l'appareil est la condition
expresse du succès, surtout en ce qui concerne
les maladies organiques. Il ne peut être employé
un même appareil pour la même maladie chez

deux hommes d'un âge différent. Voilà ce que nul n'a jusqu'ici voulu comprendre ou plutôt accepter.

La routine s'est ancrée jusque dans les progrès accomplis par notre science nouvelle. Et nous voyons tous les jours des insuccès dus à ces causes : le médecin se servant du même appareil ou plutôt de la même intensité sur plusieurs malades différents d'âge, de sexe et d'affections.

Sur quatre ou cinq malades soignés, un guérit, tout au plus ; et c'est l'électrothérapie qui assume la responsabilité morale des insuccès.—*L'Électricité ne convient pas à votre tempérament*, dit le médecin qui a fait des applications infructueuses.

Mais si, l'électrothérapie convient à ces malades ; mais pas celle que vous avez employée : l'appareil était trop fort, dix fois trop fort, cent fois peut-être !

Dès qu'on sent une gêne quelconque pendant une application d'électricité, il faut cesser et refuser net de continuer, parce que les applications doivent surtout être calmantes, c'est-à-dire agréables. S'il n'en est pas ainsi, le but est dépassé ; il se produit une hyperesthésie momentanée qui constitue une fatigue.

Nous n'avons pas la prétention de faire un cours pour nos confrères qui prétendent faire de l'électrothérapie parce qu'ils ont un appareil de chaque sorte et qu'ils ne peuvent et ne veulent pas changer leur mode d'action.

C'est pour les malades, c'est pour le public, que nous devons donner à nos théories toute la publicité qu'elles comportent, afin qu'il soit possible à ceux qui souffrent de reconnaître le vrai remède, celui qui guérit, parce qu'il est employé selon les lois de la nature.

Il est encore un moyen de reconnaître la valeur d'un traitement électrothérapeutique, celui-là est à la portée de tous. Dès la première application, il doit se produire une détente générale amenant un soulagement dans l'état de l'organe traité; si au contraire c'est une fatigue, le traitement doit rigoureusement être suspendu. A cela, il n'existe pas d'exception.

Causerie sur les diathèses.

Parmi les plus sérieuses manifestations de la maladie, il faut compter les symptômes indolents, preuves d'inertie de la vitalité avec abolition de la sensibilité.

La douleur proprement dite n'est pas, comme on pourrait le penser, une indication toujours grave. Bien au contraire, elle nous donne la certitude que la vie est rutilante, que les impressions se succèdent et que le système nerveux se trouve dans toutes les conditions de receptivité réflexes désirables.

Cette théorie, pour si absolue qu'elle soit, ne servirait pas à consoler les malades souffrant de crises de névralgie; mais la douleur est la sonnette d'alarme, le cri de la nature demandant du secours; or les maux insidieux qui, sans aucune douleur,

s'emparent de nos organes sont certes plus redoutables que ceux qui nous obligent à nous soigner.

Les diathèses ont pour effet ordinaire de transformer la vitalité en l'amoindrissant. La douleur
est certainement une source de dépense vitale,
mais cette dépense est promptement réparée. On
pourrait la comparer à la fatigue musculaire qui
se répare en deux ou trois jours.

L'affaiblissement organique dû aux transformations produites par les maladies ou diathèses,
ne se répare pas aussi vite que les fatigues dues
à la douleur.

Voici en effet le mécanisme de cette déperdition :

Ce qui produit la déchéance est moins la transformation que la lutte qui l'évite. Les échanges
vitaux étant sans cesse sollicités par la résistance
ou par les organes malades, le potentiel général
est excédé, la cellule nerveuse amoindrie dans sa
force et dans son évolution ; et le dynamisme tout
entier baisse chaque jour de toute la somme de
vitalité soustraite à l'économie pour l'unique profit de la diathèse ou de la lutte engagée contre
cette dernière.

C'est toujours à notre formule des déséquilibres
vitaux que nous ferons appel pour expliquer ces
phénomènes morbides, qui passent inaperçus de
la médecine officielle, parce qu'elle n'a d'action
que sur la spontanéité des effets au fur et à mesure
de leur production ou de leur apparition.

Voulons-nous trouver et toucher du doigt la
corrélation forcée qui existe entre la vitalité propre

et la résistance? Prenons comme terme l'état de santé chez un homme de trente ans.

Cet homme, en temps normal, travaille six heures par jour, il fait sa correspondance, répond aux clients de sa maison et vaque ensuite aux occupations extérieures ou à ses plaisirs.

Mais, tout à coup, il est déséquilibré par une légère poussée de rhumatisme. Son estomac est pris, sa digestion devient pénible. Que se passe-t-il pour le reste de la vie ?

De gai, le malade devient morose, il fait difficilement sa correspondance, qui constitue un effort et même une fatigue. Ses rapports avec ses clients, qui étaient un véritable agrément pour lui, deviennent presque un ennui. Quant à ses plaisirs, ils les délaisse complètement.

Donc, ce n'est pas seulement l'estomac qui souffre, mais c'est l'être tout entier, au physique comme au moral.

Renversons les rôles, et prenons un homme heureux et en santé. Par suite d'un à-coup dans ses affaires, le voilà tourmenté par une idée fixe, obsédante, par un chagrin ou par une crainte, un danger imminent quelconque. L'organisme n'est pas en jeu dans ce cas-là ; mais il va se mettre au diapason, et ce sera prompt. Pourvu que notre sujet ait un point faible dans son économie, vous verrez de suite apparaître la diathèse. Tout d'abord et le plus souvent, c'est la constriction de l'angoisse.

Le système nerveux, le plexus solaire le plus généralement, subit l'influence de cette métamorphose. Il y a combat entre la résistance vitale et les échanges. Le sommeil se fait rare, puis il éclate avec des apparences morbides. C'est l'abattement qui suit l'excès de dépense physiologique. Tout souffre, les cheveux tombent ou blanchissent, les rides se creusent, les membres inférieurs vacillent. Plaie morale est une maladie rapide dans ses évolutions ; parce que les nuits ne sont plus réparatrices et que l'obsession ne cesse pas, que souvent elle s'accentue avec les ténèbres et le silence.

Il est des cas tellement nombreux de ces influences, que je les indique pour mémoire. En soumettant les causalités à l'examen des troubles physiques constatés, on trouve que l'influence immatérielle, qui naît des chocs moraux de notre vie mouvementée, y tient une très grande part. Dans tous ces cas, toujours les trois facteurs de vie auront sur la résistance le même effet. Je combats de front en ce moment la vieille rengaîne, tant ressassée qu'elle a perdu au moins sa saveur dialectique : *La lame use le fourreau*, que disaient les vieux médecins en désignant la volonté, l'énergie morale qui brisait la vitalité.

Non, car, si la volonté est maîtresse du muscle, elle ne peut lui ordonner que ce qu'il peut accomplir.

La faillite du dynamisme est toujours complète ; toujours le potentiel général subit les mêmes dépressions et les mêmes augmentations, l'un guidant ou commandant l'autre.

C'est pour ce motif absolu dans sa génèse, que

la folie est curable et qu'on peut la guérir ; car il ne s'agit dans cette affection que d'un déséquilibre. Mais dans les maladies constitutionnelles, les deux facteurs : physique et moral, succombent ensemble, malgré l'exaspération hyperesthésique du début de la plupart de ces maladies.

Remédions donc toujours au potentiel général, quoi que nous trouvions comme cause ; la douleur morale a besoin de la résistance physique tout autant que les localisations morbides des organes. D'ailleurs, souvenons-nous de l'aphorisme : *mens sana in corpore sano.* Cet aphorisme est non pas le résultat de notre application de la méthode vitaliste, mais, au contraire, il fut dicté même dans l'antiquité, par les observations des philosophes et des penseurs qui ont tout simplement observé les deux états.

L'esprit tranquille est sans contredit le facteur le plus puissant de la santé.

Dans les hôpitaux, où nous voyons chaque jour de nombreux cas et des plus sérieux, nous remarquons que la désespérance est pour beaucoup dans la mortalité.

Que faire dans la vie ? se disent ces malheureux qui ont été subitement arrachés à une situation déjà précaire, par les atteintes du mal physique. Le jeune soldat qui n'a pas le goût des armes est aussi une victime de ce désespoir, qui a son contre-coup formel sur la vie. Triste, découragé par la lenteur des journées de caserne, il meurt de déception autant que de la dysenterie, qui figure comme cause de son décès sur la pancarte du lit d'hospice où il s'éteint dans une douloureuse agonie.

Je ne puis, pour ces pauvres êtres, trouver de termes assez pleins de la sollicitude qu'ils éveillent dans nos cœurs. Nous n'y pouvons rien, et de longtemps encore nos pratiques ne seront pas adoptées pour ces cas cependant si faciles à guérir.

Que peuvent, je le demande, les toniques, nutritifs versés dans l'économie de ces inanités de vitalisme ?

Ce n'est pas la nutrition fonctionnelle qu'on doit fournir, c'est la nutrition elle-même, en tant que besoin et fonction, qu'il nous faut relever, réveiller, rendre puissante, en un mot.

Ces malades-là peuvent bien manger les meilleurs mets, les plus recherchés ou les plus substantiels, cela ne les empêchera pas de mourir littéralement d'inanition dynamique.

Le physique est la répercussion du moral, comme le moral est celle du physique.

Un même composé les anime, les soutient et les guide. Ce composé, c'est le potentiel bio-vital, dont la grande fonction est de soutenir la résistance et de fournir aux échanges constants. Hors de là, rien ne saurait avoir d'action durable ; peut-être une illusion possible, mais à coup sûr éphémère. J'en appelle au nombre considérable des décès de la jeunesse.

Ce ne peuvent être une fois sur cent les symptômes que nous voyons qu'il s'agit de combattre. C'est la cause que nous devons chercher avec l'opiniâtreté la plus grande.

En parlant du cancer, je disais que la transfor-

15.

mation des tissus, qui caractérisait cette affection, l'avait fait placer par les auteurs dans la catégorie des diathèses rhumatismales arthritiques.
Eh bien, nous avons mission, nous, de nier ces
diathèses, de les nier toutes ; car elles ne nous
représentent qu'une seule et même cause, qui est
la diminution partielle et locale du dynamisme.

Toutes les théories sur ce fait, comme tous les
écrits ne sont pas parvenus à faire faire un pas
à la question, c'est-à-dire à trouver une solution à
apporter aux progrès des évolutions morbides.

C'est la meilleure preuve que le raisonnement
est mauvais ; car le nombre des essais faits pour
guérir ces diathèses est véritablement révoltant.

La science ne saurait être aussi complètement
impuissante si elle avait voulu accepter un changement de direction. Nous l'avons démontré et
prouvé suffisamment depuis près de quinze ans,
en nous adressant directement à l'essence même
du dynamisme vital, que nous avons réussi à augmenter.

Moyens connus, ont répondu les matamores de
la pratique ordinaire.

Oui, procédés aperçus, mais non procédés
connus ! à telle enseigne que ceux qui sont venus
chez nous ne peuvent se passer de nous et n'obtiennent rien sans nous, malgré la connaissance
qu'ils ont de nos procédés ; et parce qu'ils ne
peuvent les employer sans avoir notre arsenal de
production.

Mais il y a longtemps qu'on connaît l'électrothérapie pour en faire des *applications*, des *essais*

dont la réussite rare a toujours surpris les essayeurs. Mais nous avons vaincu à force de travail, de recherches et de pratique, la difficulté de ces applications, et nous agissons à coup sûr aujourd'hui.

La construction de l'appareil destiné à agir dans le sens de la nature afin de réparer l'équilibre vital rompu, constitue toute la puissance de notre méthode.

Nous avons dû depuis huit mois abandonner complètement notre première pratique, déjà si fréquemment modifiée depuis quinze ans.

Les générateurs restaient soumis au bon vouloir des malades en traitement, et la plupart du temps il se produisait ce que nous pourrions nommer des excès de zèle. La hâte est mauvaise dans le cas dont il s'agit. Un traitement qui est institué pour un mois ne saurait s'effectuer dans de bonnes conditions en quinze jours. Et c'est ce qui s'est trop souvent produit, ces dernières années surtout.

Tout d'abord, les malades qui ont recours à nous se trouvent tellement surpris des résultats inespérés qu'ils obtiennent dès les premières applications, qu'ils trouvent que leur multiplicité leur convient; et voilà l'œuvre de réparation lente compromise. Il ne faut pas perdre de vue que les malades sont de grands enfants qui veulent obtenir de suite et à n'importe quel prix la guérison radicale.

N'est-ce pas précisément ce grand désir d'accélérer l'effet curatif en décuplant les doses qui a

amené des déceptions si grandes aux électrothérapeutes des temps passés? Tout nous l'indique,
et, pour mon compte personnel, j'en suis et reste
persuadé.

C'est donc aussi dans cet ordre d'idées que
nous opérons depuis déjà cinq ans avec nos propres moyens.

Il fallait éviter les excès, et nous y sommes parvenus. Nous n'avons pas deux insuccès par mois
sur des milliers de traitements par correspondance. Et le traitement par correspondance était
resté, jusqu'en juillet 1895, l'écueil le plus redoutable pour la Médecine Nouvelle.

Grâce à nos générateurs fractionnés individuellement, nous n'avons plus à redouter ces choses;
et nous soignons avec la même sécurité un enfant
débile et un homme dans toutes la force de la
vitalité de l'adulte.

Parlons aujourd'hui de l'action de l'électrolyse
sur les tumeurs fibreuses, et ce préambule concernant nos appareils trouve ici sa place toute
marquée par l'application qu'en doit faire la malade elle-même, chez elle, loin de nous, de notre
contrôle et de nos investigations.

Si nous nous reportons aux symptômes douloureux éprouvés sur les malades atteintes de ces
corps fibreux et que d'autre part nous faisions un
rapprochement avec le résultat obtenu par une
seule application électrolytique, nous compren-
drons de suite que ces malades soient portées à
décupler les soins qui ont procuré une semblable
métamorphose.

Il nous arrive quotidiennement des malades de
Paris qu'un numéro de la *Médecine Nouvelle* a
décidées à se confier à nous et que les souffrances
ont poussées à nous écouter.

Jamais il ne m'est encore arrivé de les voir
partir incrédules, si elles ont essayé une application dans mon cabinet.

— C'est, disent-elles toutes, à n'y pas croire. Et
voilà des adeptes qu'il serait difficile de détourner
de notre méthode.

En effet, le premier effet produit par notre
électrolysation est de décongestionner l'organe malade.

Or la tumeur fibreuse est indolente par elle-
même et ne fait souffrir les malades que par
l'écrasement qu'elle produit aux environs de son
siège, par son poids et surtout son volume.

Le soulagement opéré, l'amélioration obtenue
ainsi en quelques minutes, n'est pas une guérison.

C'est même un simple remède en l'air, remède
que nul cependant n'a pu trouver dans les prépa-
rations pharmaceutiques connues.

Une malade arrive courbée en deux par les douleurs, se plaignant que son abdomen est le siège
d'une congestion et d'une tension terribles, qu'elle
ne peut faire un pas sans souffrir et sans éprouver
une lassitude qui lui empêche tout mouvement.

Après quelques minutes d'application électrolytique, cette même malade se redresse, marche
et se meut dans tous les sens, sans une seule douleur, sans la moindre gêne. Elle ne ressent plus
rien, pas même le poids excessif de cette tumeur

qui pesait sur des organes sensibles et enflammés..

C'est la guérison, pense de suite notre nouvelle cliente !

Non, c'est un des prodromes de cette guérison, mais vous en êtes encore loin, Madame, disons-nous à toutes, sans jamais parvenir à faire accepter cette version.

Et pourtant elles nous quittent emportant l'appareil et promettant de ne faire que les applications strictement conseillées.

Mais, comme elles ne ressentent rien ou presque rien de ces applications, les voilà qui augmentent d'elles-mêmes et la fréquence et la durée des soins, excédant au lieu de reposer, fatiguant les organes plutôt que de les tonifier par des applications bien réglées et bien exactes. Le traitement, qui eût dû ne durer qu'un mois, se prolonge jusqu'à ce qu'arrivées à cette période où l'appareil lui-même est fatigué de ce surmenage, elles doivent écrire ou venir nous voir pour le réparer ou le recharger.

Voilà ce qui se passait encore il y a cinq mois et qui ne se passe plus aujourd'hui grâce à nos nouveaux générateurs.

Quant à l'action directe sur les corps fibreux, elle n'a rien de chimique. C'est en vain qu'une certaine école, dont nous avons eu souvent à combattre les erreurs prouvées par la pratique, tente d'expliquer par la désagrégation la disparition des tissus fibreux. Ce n'est pas cette théorie qui doit être arborée quand il s'agit de tumeurs fibreuses. La tumeur est avant tout une végétation parasitaire au sein d'un organe sans ressort pour l'évincer et pour se défendre contre sa végétation, qu'il subit.

L'électrolyse employée par nous n'a donc pour effet absolu que de rendre à l'organe envahi la vitalité qui lui manque pour faire un appel énergique à tous les échanges et à la sustentation dont il peut avoir besoin.

Or, dans ce cas, il n'y a jamais de superfétation ni d'échanges vitaux, ni d'échanges nutritifs. Ce sera, en peu de temps, l'organe lui-même qui vivra et se fortifiera. Les rôles seront intervertis. Avant les applications électrolytiques, c'était la tumeur fibreuse qui se développait aux dépens de l'utérus ; après les applications, ce sera le contraire. L'organe aura en peu de temps reconquis la force, la vigueur et l'élasticité perdues, tandis que la tumeur, privée de nutrition, s'appauvrira, s'étiolera, et comme, d'essence parasitaire, elle ne répond qu'à une baisse de potentiel vital et ne se nourrit que du déséquilibre des échanges, l'équilibre étant rétabli, elle disparaîtra comme elle est venue, lentement, mais définitivement en six semaine au plus.

Nous sommes loin des aplications qui faisaient redouter l'électrolyse il y a quelques années. Nous avons vu à cette époque de pauvres malades couchées sur un lit d'application, qu'on désignerait plus vraisemblablement des mots *lit de douleur*, auxquelles, sous prétexte d'agir chimiquement sur la tumeur fibreuse traitée on infligeait le suplice d'une demi-heure de rôtissoire électrique.

Nous avons vu de ces malheureuses victimes de cette science barbare profondément brûlées, avec des eschares larges et douloureuses, sur toute la région ovarienne, malgré le soin que prenaient les médecins de placer d'immenses plaques de glaise comme pôle sur l'abdomen traité.

Qu'elle différence entre ce supplice chinois, qui n'obtenait qu'une diminution de la congestion, et notre traitement qui est doux comme un mouvement d'éventail et ne fait pas même plisser le front de la plus délicate des nerveuses !

Eh bien, c'est à ces premiers essais, qui doivent bien durer encore quelque part sous l'auréole de réputation d'un quelconque de ces patriarches de la science, c'est à ces pratiques que la Médecine Nouvelle doit de n'être pas plus répandue encore. Il a suffi qu'on entendît crier une des victimes de ces pratiques bizarres pour confondre notre méthode avec celle dont je parle. Il m'est venu dernièrement une dame qui demandait à faire une piqûre de morphine au préalable, afin de ne rien sentir de l'application électrolytique.

Je n'essayai pas même de la désabuser. Mais je lui affirmai que je lui ferais cette piqûre moi-même si elle ressentait une douleur.

Quand l'application fut finie, elle refusait d'y croire et me soutenait que j'avais simulé l'application électrolytique. Seul, le soulagement qu'elle en éprouva me vint en aide.

Voilà où nous en sommes encore. Et ce que je dis pour les tumeurs fibreuses peut être appliqué à cent cas différents. Sans compter aussi

les applications myogéniques, qu'on confond si
souvent dans le monde avec les secousses idiotes
que certains forains donnent aux visiteurs des
foires de Saint-Cloud, de Neuilly et de la place du
Trône.

L'électricité a d'abord effrayé parce qu'elle produit la foudre céleste dans l'atmosphère ; ensuite
parce qu'elle a surpris désagréablement les pro-
meneurs dont je vous parlais à l'instant ; enfin
aussi parce que les Yankees ont voulu, sans y
réussir aisément, en faire un genre de mort violente.

Mais, dans tout cela, on finira peut-être par
démêler la vérité ; tout peut devenir un agent de
mort ; même l'eau bénite, si l'on tombe dans un
bénitier contenant dix mètres cubes de ce précieux
et saint liquide, et qu'on ne soit pas en règle avec
les lois de la natation.

Il ne peut y avoir d'applications électrothérapiques douloureuses dans aucun cas, sauf toutefois quand il s'agit de désorganiser un organe
sain. Le cas est rare ; on peut même le citer, c'est
l'électrolysation épilatoire.

Dans cette unique exception, la douleur est
produite par la destruction du bulbe pileux qui se
trouve placé au sein des petits nerfs peaussiers,
lesquels sont excessivement sensibles, suivant les
régions. Et la douleur qui résulte d'une seconde
de passage du courant est très supportable. Mais
l'action désorganisante explique l'effet ; tandis
que, dans les applications électrolytiques muqueuses, il ne s'agit pas d'innerver un tissu sain,

mais la plupart du temps de détacher soit une bride cicatricielle, soit un épaississement quelconque de ce tissu. Dans ces cas, la douleur n'existe pas, puisque les points opérés ne sont pas sillonnés de nerfs. Dans l'opération de l'uréthrolyse, qui consiste à franchir un point rétréci, les malades ne ressentent absolument rien. Il faudrait, pour que le contraire se produisît, que l'appareil ne fût pas construit selon les règles absolues de l'électrothérapie. Et à la Médecine Nouvelle cet aléa ne peut jamais se produire.

C'est donc au mauvais état des appareils qu'on doit attribuer les plaintes qui ne cessent de s'élever contre l'électricité médicale en dehors de nos pratiques.

Ces plaintes ont donné à la Médecine Nouvelle une besogne considérable ; car il s'agissait de faire revenir les pauvres victimes des opérations et applications douloureuses sur leur opinion. Tel malade qui venait à nous après avoir essayé d'un traitement fait ailleurs, était indécis et ne voulait pas croire à nos affirmations. Ce ne fut que l'application de notre méthode qui réussit enfin à ramener la confiance. Mais combien existe-t-il de malades qu'un premier essai fait dans de mauvaises conditions a dégoûtés à jamais des soins électrothérapiques ? On ne le saura jamais !

Et cependant, comme l'emploi de nos procédés est autrement agréable que ceux de n'importe quelle autre méthode ! Alors que toutes les écoles semblent s'être donné pour mot d'ordre de priver les malades de ce qu'ils aiment, de leur faire ingérer des médicaments débilitants, irritants, et souvent d'un goût détestable, nous ne demandons que quelques minutes de soins chaque jour, ou tout au plus la fixation pendant la nuit de plaques dynamodermiques dont l'action bienfaisante et réparatrice facilite le sommeil et calme l'élément nerveux, c'est-à-dire tout ce qui peut donner de la douleur ou de la gêne.

La genèse de la vitalité.

Ainsi que nous l'avons reconnu dans notre étude sur le vitalisme, le déséquilibre qu'il s'agit de vaincre dans toutes les maladies n'est pas causé seulement par le mal local. C'est à l'état général de l'être qu'il est dû. Exception sera faite naturellement pour les traumatismes, pour les lésions accidentelles, qui sont locales et peuvent avoir, par suite d'hémorragie ou de contusion ayant amené un afflux de sang ou stase sanguine, ainsi qu'un désordre osseux, une influence sur l'état général.

Mais en ce qui concerne la maladie proprement dite, nous avons toujours trouvé comme point de départ initial une diminution de la vitalité, caractérisée par le déséquilibre des agents vitaux. Le potentiel des échanges a diminué, ainsi que celui de la résistance ; alors que le potentiel général, celui qui indique les dépenses, a augmenté d'une façon parfois stupéfiante.

L'agent général, celui dont nous allons nous

occuper, se trouve dans les trois parties qui le composent, en diminution, non pas sur deux points de l'organisme, mais sur un seul.

C'est précisément ce qui oblige à recourir à l'expérience, autant qu'à la science, le médecin qui veut appliquer notre méthode.

Pour connaître le remède, il est essentiel de savoir au juste quel est le mal à combattre. Sont-ce les échanges directement, ou bien est-ce la résistance qu'il s'agit d'aider ?

Le moyen le plus simple pour obtenir une réponse sérieuse est de faire l'expérience suivante : à l'aide d'un générateur vital composé métallothérapique, soumis à une puissance magnéto-électrique, réglée par une électro-aimantation sensible, comme l'appareil que voici :

C'est un cycle concentrique à parallèles intercalaires dont la capsule centrale, appliquée sur le trajet nerveux sensible ou enflammé, donne immédiatement une sensation soit de chaleur ou exaspération, soit de froid ou calme absolu. Dans ces conditions, nous avons affaire au potentiel des échanges ; et la chose est compréhensible.

La sensation reçue directement est-elle bonne ? le point local de l'application a prélevé de suite une très grande partie de vitalisme. Les échanges ont été immédiatement décuplés. Est-ce la résistance ? La période sensationnelle s'est produite par un excès de la sensibilité. Les échanges sont abondants, mais la résistance est lésée. Les cas sont peu fréquents, mais ils existent, ainsi que nous l'avons vu.

Expérimentons sur une névralgie alvéolo-dentaire, présentée par une jeune fille de dix-neuf ans.

Nous allons appliquer le générateur sur la région du maxillaire supérieur où la douleur semble avoir son siège, la capsule fixée sur le point douloureux lui-même.

Le soulagement va se faire sentir si nous avons appliqué la capsule sur le point enflammé.

Le soulagement ne se produit pas; nous allons tâtonner et abaisser l'appareil.

Nous y voici; après quelques hésitations, nous avons trouvé : c'est le trijumeau qui nous donne cette douleur, qui doit s'irradier un peu partout sur la face.

C'est bien cela, la malade déclare elle-même que la douleur change de place, tantôt sur un point, tantôt sur l'autre, de l'oreille aux deux maxillaires.

Les traits de la malade, qui indiquaient la douleur, ne sont plus convulsés, l'œil est calme.

Elle ne souffre plus. Mais nous ne pourrions pas compter sur une sédation complète. L'appareil serait vite épuisé. Nous allons du reste nous rendre compte de la quantité de vitalisme absorbé par l'inflammation, en mesurant, après un quart d'heure d'application, le potentiel immédiat de notre petit appareil.

Ce générateur marquait 12°,05 quand nous l'avons appliqué. Il marque après quinze minutes de fixation : 11°,05. C'est peu; mais, si nous le laissons reposer quelques minutes, nous allons constater qu'il a repris de lui-même son potentiel normal.

Et en effet, après cinq minutes de repos ; il nous donne très exactement 12°,05.

Traitons cette jeune fille par le moyen le plus simple, une plaque dynamodermique localement fixée. La douleur ne résistera pas, et demain elle n'en aura plus que le souvenir.

Nous sommes donc arrivés à la constatation du pronostic et du diagnostic, à l'aide de ce générateur.

Il nous servira non seulement de pierre de touche nosologique, mais encore il nous dira ce que nous devrons employer soit pour remédier aux échanges, c'est-à-dire aux maladies sans lésion organique, ou bien à la résistance, c'est-à-dire à des lésions.

Dans les affections encore inconnues à l'exploration pure et simple et qui laissent après l'examen un point d'interrogation, ce petit appareil nous sera d'une utilité incontestable ; c'est-à-dire qu'il sera impossible de se tromper, car la sensation est de nature absolument différente dans les deux cas qui nous intéressent le plus.

La résistance répondant à notre appel et donnant la sensation chaude, exaspérante, indique une lésion.

Cette lésion, ce sont les symptômes qui nous la décriront. Nous allons dès lors nous armer dans le sens d'une localisation à combattre.

Mais, si la sédation est la réponse à l'application du générateur, c'est qu'il ne s'agit que des échanges.

La densité métallothérapique de ce générateur

est un des points les plus complexes de notre nouvelle fabrication scientifique. Depuis huit mois qu'il est sur le chantier, nous n'avons pu obtenir encore la perfection que nous pensions être en droit d'exiger de lui. Cependant, si rudimentaire qu'il soit, nous le voyons fonctionner dans un cas quelconque avec une réussite complète.

Considérations pathologiques.

Nous n'avons à nous intéresser qu'à la seule ressource offerte par la résistance vitale. Le malade chroniquement atteint à partir de l'âge où l'évolution de l'être est complète, ne se trouvant plus aidé par la nature, qui a accompli son œuvre, se trouve dès lors livré à ses propres moyens.

La résistance est donc en péril s'il se produit des manifestations pathologiques dans son état sanitaire.

Voilà la véritable cause de toute diathèse organique, ou de tout mauvais fonctionnement.

Les échanges sont assurément lésés, c'est-à-dire surmenés, le potentiel général est en déséquilibre, mais c'est la résistance qui est en cause; et comme médecins, nous devons surtout nous attacher à cet état et y remédier.

Je voudrais pouvoir inscrire cette théorie sur un *vade mecum* professionnel que tout hygiéniste devrait avoir sous les yeux à chaque instant du jour. Cela nous éviterait beaucoup de non-sens professionnels.

Pour donner un corps à l'idée, admettons le fait suivant :

Un homme de trente ans qui n'a éprouvé que quelques petites affections passagères pendant toute sa vie, mais qui a toujours été un peu faible, se trouve soudain, vers cette époque de trente ans, atteint d'une affection organique quelconque. Nous allons la nommer eczémateuse. Cet homme, ce malade, est pris par intermittence de crises aiguës. Il éprouve des démangeaisons, puis, à la suite, il reste des plaques lentes à guérir, une desquamation qui n'en finit pas ; tout cela dure, se prolonge, se guérit, puis recommence pour laisser chaque fois des traces, soit d'affaiblissement général, soit en localisant les germes symptomatiques.

Il est bien certain que l'hérédité sera de suite soupçonnée dans ce cas. On prétendra que les ascendants étaient herpétiques ; si les accidents étaient différents, on dirait la diathèse arthritique. Ces causes semblent, en effet, répondre au désir de la science, qui tient à s'appuyer sur des faits.

Et pourtant, nous devons combattre ces insinuations, qui ne sont pas prouvées ; car combien d'entre nous ont, parmi leurs ascendants, des névralgiques, des goutteux, des arthritiques de tout ordre et qui n'ont jamais souffert eux-mêmes ?

Nous ne refusons pas de croire à l'amoindrissement de la vitalité par transmission, mais nous ne pouvons admettre comme possible la certitude héréditaire. Elle n'est la plupart du temps que la

consécration d'une hypothèse et ne saurait cons-
tituer une loi.

S'il en était autrement, depuis longtemps déjà
l'étude aurait classé par catégories toutes les fa-
milles d'un même pays.

Et la classification est récente ; il n'y a pas un
siècle qu'on s'est aperçu de la transmission héréditaire et qu'on y ajoute foi.

Nous devons pourtant en tenir compte, non pas
au point de vue du traitement, mais à celui de la
science ; il faut que nous continuions les statistiques, ne fût-ce que pour en démontrer ultérieure-
ment toute l'inanité ; et cela viendra. Si nous
sommes les premiers à nier l'influence de cette
hérédité, nous avons garde de cesser de combattre l'idée d'étude et de preuves à rechercher.

Quant aux soins à donner à ces pseudo-héritiers
des diathèses ancestrales, ils ne doivent pas entrer en ligne de compte, il est admis que la médecine ordinaire traite comme si l'affection était
aiguë dans tous les cas.

Ce n'est qu'aux symptômes douloureux qu'elle
s'intéresse ; et, en effet, c'est pour cela qu'on la
consulte et qu'on lui demande son intervention.

Si l'usage voulait qu'on consultât le médecin
préventivement, l'ère de notre méthode serait arrivée ; car l'arsenal thérapeutique de la médecine
officielle n'a rien qui puisse répondre à ce *desideratum*.

En France surtout, on manque de prévoyance.
Une fois le péril passé, l'espoir l'emporte et le souvenir de la douleur disparaît lui-même avec la crise.

Le Médecin n'a pas eu beaucoup de mal à lutter contre la poussée, elle a duré selon l'état résistant du malade : huit jours ou six semaines. Puis, le calme revenu, tout est fini et oublié.

Mais ce qu'on oublie, c'est de faire la part de l'usure causée par l'effort de la crise. La convalescence n'a pas eu son plein effet ; et chaque accès nouveau laissant derrière lui un peu d'adynamisme, d'empiètement et surtout de fatigue, l'amoindrissement du ressort organique fera sûrement naître à brève échéance de nouvelles attaques du mal, dont l'origine n'a pas été détruite.

Voilà dans quel cercle vicieux tournent les diathèses, les manifestations chroniques et toutes les morbidités qui assaillent l'être à partir de sa formation complète, ou de ce que nous nommons l'âge mûr. Plus les manifestations chroniques frappent les jeunes, c'est-à-dire plus elles sont proches de l'évolution, et plus la résistance est incomplète.

Si nous nous en tenons à ce que nous avons étudié, peut doit importer la maladie chronique en tant que symptômes. C'est la cause qu'il faut faire disparaître. Or, dans toutes les déchéances vitales, c'est toujours nos soins à la résistance qui ont triomphé.

Dans la tuberculose, nous n'avons pas besoin de potion, nous n'employons ni opium ni chloral pour obtenir le sommeil qui fuit ; pas plus que nous ne combattons les désordres pulmonaires par les résineux, créosote, créosotal, gaïacol, etc.

Jamais nous ne conseillons le moindre adjuvant
ni médicament interne. Nous agissons de suite
sur la résistance, et les symptômes disparaissent
en quelques jours, si violents et terrifiants
soient-ils.

Mettons en parallèle les deux traitements, celui
de la Médecine Nouvelle et celui de la Médecine
Officielle. Dans le premier cas, c'est-à-dire dans
l'application de notre méthode, on aperçoit de
suite, sous la seule influence externe des agents
employés, la diminution de l'élément symptomatique. La douleur cesse, les fonctions se réta-
blissent, et les forces reviennent. Or, les forces
revenant, le dynamisme s'augmentant, l'action
nutritive seule s'exerce et reprend son rôle. Ce
n'est pas un phénomène passager, c'est le retour
de la vitalité qui se constate d'après les grandes
lois de la nature.

Dans le second cas, au contraire, la médecine
officielle n'obtient pas un retour de dynamisme,
mais bien une sédation due à l'agent médicamenteux employé. L'action du médicament n'a qu'une
durée, puis aussi exerce une accoutumance sur
les organes, sur les nerfs, sur le sang et plus
particulièrement sur la nutrition.

Ne nous occupons que de la sédation. Que sera-
t-elle, cette sédation, bonne ou nuisible? Assurément, si l'on consulte le malade au moment où
elle se produit, il en sera enchanté. Mais, si nous
revenons quelques mois après et que nous trouvions le même malade en proie aux mêmes douleurs et employant les mêmes remèdes, il nous

avouera de suite que l'effet est moins prompt et que non seulement le mal n'a pas été amoindri, mais qu'il oppose aux médicaments une résistance plus grande que lors de la précédente crise.

Il n'y a donc pas à hésiter. La *Médecine Nouvelle* a une force plus rationnelle, plus naturelle et plus radicale d'action.

Elle s'attaque évidemment aux causes; et ce n'est que par leur disparition qu'elle obtient celle des effets.

Et le résultat tant souhaité par les malades ne se fait pas plus attendre dans les deux cas; car, à part certains stupéfiants, qui plongent le sujet dans l'ivresse opiacée, en quelques heures la crise la plus douloureuse aura cédé aux soins de la *Médecine Nouvelle*, en laissant du moins la force et la santé derrière son action tonique par excellence.

Il n'y aura plus besoin, comme le disait un des maîtres de l'hygiène humaine, de lutter contre les dégradations produites par le remède quand les symptômes douloureux seront vaincus.

Nous pourrions ouvrir une large parenthèse ici aux désordres dus à l'ingestion médicamenteuse.

Depuis longtemps, les effets pernicieux des sels employés en pharmacopée sont connus; et, pour ne parler que du plus récent de tous, de l'antipyrine, qu'on met à toute sauce, nous aurions un beau chiffre de maladies d'estomac à donner.

Ces moyens de persuasion n'entrent pas dans le cadre de la Médecine Nouvelle.

Et il nous arrivera sans doute à tous, un jour donné, d'être heureux de trouver sous notre main le gramme d'antipyrine nécessaire à nous apporter momentanément un peu de répit, voire même de sommeil.

Mais de là à combattre une diathèse rebelle par ces moyens, il y a un monde. L'estomac, le cœur et le système nerveux n'y trouveraient pas leur compte ; et ce serait tomber d'un mal dans un pire, que de se soumettre délibérément à ces pratiques. D'autant mieux que, loin d'éloigner la fréquence des crises diathésiques, cela ne peut que la redoubler.

TRAITEMENTS GÉNÉRAUX

Soins directs.

Les cabinets de consultations et d'applications de la Médecine Nouvelle fonctionnent tous les jours non fériés, de 10 heures du matin à 5 heures de l'après-midi.

Toutes les séances d'électrothérapie peuvent donc, au choix des malades, être prises pendant cet espace de temps.

Voici les plus ordinaires :

BAINS statiques, bains électriques, DOUCHES électro-statiques, PULVÉRISATIONS et INHALA-

TIONS statiques. CARBURATIONS générales ; CARBURATIONS PULMONAIRES ; RÉVULSIONS statiques, générales et locales. INSTILLATIONS carburatives localisées du pharynx, arrière-bouche, larynx, cordes vocales, bronches.

INJECTIONS électriques et pulvérisations profondes.

MASSAGES électriques et manipulations myogéniques.

Électrolyse directe des muqueuses, procédés de la Médecine Nouvelle.

Guérison des tumeurs *érectiles*, *du polype nasal*, des *nævi*, de la *couperose faciale*, des hypertrophies buccales, des amygdales, sans jamais les enlever.

RÉTRÉCISSEMENTS de tous les organes, guéris en quelques séances de deux minutes de durée au plus, par l'électrolyse directe.

Guérison immédiate des *kystes* indurés et sébacés superficiels.

ELECTROLYSATION des tumeurs fibreuses, adénomes, fibromes, fibromyomes, sarcomes et carcinomes par le nouveau procédé, sans aucune douleur, de la Médecine Nouvelle.

Applications spéciales.

Blennorrhagies ; blennorrhées les plus anciennes, guérison en une seule séance de trois minutes, sans aucun danger de récidive.

Guérison instantanée du *lumbago*, de la *scia-*

tique, des *névralgies* et *douleurs rhumatismales* à l'état aigu, disparition immédiate de la douleur.

Traitements musculaires.

L'obésité, par les soins spéciaux.
Les rides, par la myogénie directe.
Les déformations adipeuses.
L'atrophie, l'amaigrissement musculaire, par les excitations myogéniques et le massage.

Affections de la moelle épinière.

L'ataxie locomotrice, les myélites, pyélites, l'atrophie musculaire progressive, la maladie de Parkinson et tous les troubles médullaires sont traités par les procédés de la Médecine Nouvelle, suivant l'état du dynamisme des malades.

Traitement de l'impuissance (frigidité)
Maladies des femmes.

Troubles menstruels, déplacements utérins, aménorrhée, dysménorrhée, métrites, salpingite, métrorrhagie, etc. Ces traitements ont une durée de vingt jours au plus, à raison de dix minutes d'application par jour.

Maladies de l'enfance.

Déformations osseuses ; mal de Pott ; scoliose, paralysie infantile ; coxalgie, etc.

FILLETTES dont le développement est pénible au moment de la *puberté ; pales couleurs, anémie, chlorose ;* sont traitées avec succès par nos applications spéciales.

Maladies des voies urinaires de l'homme.

Les inflammations chroniques du col de la vessie, de la prostate et de l'urèthre ne résistent pas à quinze jours des soins spéciaux de la Médecine Nouvelle. Ces soins sont prompts et ne causent jamais la moindre douleur.

Traitement de toutes les affections NEURA-STHÉNIQUES, donnant de l'affaiblissement général, de la céphalée, perte de mémoire, vertiges, sensation du casque crânien, dégoût, humeur noire, mélancolie, etc. Ces états spéciaux sont améliorés en quelques séances de nos soins, et la guérison n'excède jamais un mois.

Surdité.

La surdité progressive et accidentelle nous a fourni de très beaux succès ; nous engageons vivement les malades à tenter l'expérience, qui, généralement, réussit en huit ou dix séances au plus par : l'otolyse, l'otomyogénie, l'hydrotolyse et les douches otolytiques et carburatives.

Toutes les applications électrothérapiques sont faites avec le plus grand soin. Nos appareils sont actionnés par l'électricité et réglés au rhéostat spécialement pour chaque malade et par nous-même.

Consultations à domicile dans Paris.

A moins de cas urgents, nous prions nos clients de bien vouloir nous demander le soir après cinq heures.

C'est l'instant de la journée où il nous est le plus loisible de faire des visites, le matin étant plus particulièrement employé aux traitements par correspondance.

Toutes les consultations au siège de la Médecine Nouvelle, 19, rue de Lisbonne, de 10 heures à 5 heures, sont absolument gratuites.

Consultations par correspondance.

Les succès que nous obtenons depuis quinze ans dans nos traitements par correspondance, sont une garantie suffisante pour le public.

Nous ne pouvons naturellement traiter par ce moyen que les affections chroniques absolument déterminées et dont le lecteur trouvera la liste plus loin. Mais nous sommes toujours certain d'obtenir ce que nous promettons au malade. Quand il nous arrive de promettre une guérison, c'est que nous sommes assuré qu'elle sera obtenue. Il nous arrive plus souvent de promettre moins que nous croyons donner.

Ne vaut-il pas mieux une surprise agréable qu'une désillusion ? Les malades sont de grands enfants qui se révoltent toujours contre ceux qui les soignent, tout le temps que durent leurs souffrances. La chose est compréhensible, et il faudrait n'avoir jamais souffert pour ne point comprendre ce sentiment si naturel et surtout si humain.

Donc, notre première loi est de ne jamais promettre sans être bien sûr de tenir : c'est aussi de ne pas tromper sur la durée du traitement, de façon à ne pas décourager les malades.

Quand on sait qu'il faut un mois de traitement, on s'y fait, et on ne récrimine pas ; tandis que si l'on comptait sur quatre jours et que le cinquième n'ait donné aucun résultat, l'on serait tenté de tout abandonner.

Nous lisons nous-même le courrier médical, de façon à suivre presque au jour le jour les traitements par correspondance auxquels nous apportons tous nos soins.

Chaque malade en traitement a sa fiche établie et en parmanence à notre disposition. Dès qu'une lettre nous parvient de lui, cette fiche sur laquelle sont notées toutes les observations de la première à la dernière lettre est présente à nos yeux. Un médecin secrétaire est spécialement chargé de la mise à jour immédiate et sous notre dictée, de cette fiche, au fur et à mesure des faits nouveaux.

De cette façon, rien ne peut nous échapper de la marche du traitement et de son action.

De la façon dont on doit nous écrire.

Qui que vous soyez, malade, ou parent ou ami de la personne pour laquelle vous vous adressez à la Médecine Nouvelle, nous ne vous demandons qu'un peu de confiance, en échange du dévouement que nous mettrons sans restriction à votre disposition.

Notre méthode étant basée sur les principes que vous connaissez, puisque vous avez bien voulu nous lire et prendre connaissance de nos bases scientifiques, nous avons besoin d'être renseigné sur l'état général, physique et moral.

Pourrons-nous réussir à améliorer votre vie ? La chose est probable si nous parvenons à démêler les points saillants qui nous mettront sur la trace des causes.

En tout cas, vous pouvez être assurés que vous trouverez chez nous la sympathie et la charité du cœur.

Il n'est pas de richesse qui puisse mettre à l'abri de ce besoin. Tous, grands et petits, quelque soit notre orgueil ou notre fierté native, avons besoin dans la vie d'un peu de cette charité au moment des défaillances physiques ou des souffrances morales. Les deux états se tiennent par un lien qui les unit étroitement, et c'est souvent le retentissement de la douleur de l'un, qui se répercute sur l'autre. Nier ce phénomène serait indigne de la vérité et constituerait la plus grande des apostasies !

La confiance que vous voudrez bien nous accorder, nous nous efforcerons de la mériter, et nous y parviendrons avec votre aide.

De 1882 à 1896, la Médecine Nouvelle a fait ses preuves, et nous pouvons aujourd'hui, sans fausse modestie, affirmer que notre méthode réunit des éléments plus sûrs que jamais, pour la réussite de nos traitements.

Renseignements généraux à fournir :

Nom et adresse (lisiblement écrits), âge, sexe, profession ou occupations habituelles.

Nature de l'affection : nom de la maladie si toutefois on le connaît ; ou bien explication des douleurs, gêne, troubles, etc., que le mal fait subir.

Renseignements : sur l'appétit, le sommeil, les digestions, la menstruation, les fonctions intestinales.

Dire tout ce qui peut être de nature à éclairer le médecin sur le malade physiquement et moralement.

Parler des parents, au point de vue de leur santé, afin qu'on puisse découvrir, s'il y a lieu, par les antécédents, une similitude atavique ou héréditaire.

Les examens, analyses d'urine, etc., ne nous intéressent que peu ; nous signaler seulement si l'analyse a été faite, ce qu'on a trouvé d'anormal en excès ou en diminution.

Sans nous en donner les causes, nous dire si l'on a éprouvé quelque chagrin, peines morales, désillusions, déceptions, etc., et si le mal a été provoqué ou aggravé par ces causes morales.

Ne rien négliger, ni de la durée du mal, ni les symptômes anciens et nouveaux.

Les détails les plus grands et les plus longs ne sauraient nous fatiguer. L'important n'est-il pas d'atteindre le but que nous désirons autant que le malade : sa guérison ?

TOUTES LES LETTRES DEMANDANT UNE CONSULTATION OU RENDANT COMPTE DE LA MARCHE D'UN TRAITEMENT EN COURS, DOIVENT ÊTRE ADRESSÉES

A MONSIEUR LE DOCTEUR E. DUMAS,

Directeur de la Médecine Nouvelle,

19, rue de Lisbonne.

PARIS.

Nous répondons toujours par retour du courrier à toutes les lettres médicales.

Les envois d'appareils se font aussi très exactement par grande vitesse, au reçu de la demande et sans une minute de retard, afin d'apporter le secours le plus prompt aux malades qui s'adressent à nous.

17

Nos lettres sont imprimées à la machine à écrire, pour qu'il n'y ait aucune hésitation possible dans leur lecture, ni de confusion regrettable. Elles sont toujours relues avec soin et signées de notre main.

Pour faciliter les applications de nos traitements, nous avons le soin d'accompagner de dessins explicatifs tous les conseils que nous adressons relativement aux soins spéciaux conseillés.

Nous répondons télégraphiquement ou téléphoniquement, selon l'urgence ou la facilité qui nous en est fournie par les contrées où résident nos malades.

En aucun cas, il ne faut craindre de nous adresser des demandes d'explication si l'on n'a pas bien compris ou si par hasard il se produit un incident imprévu dans le cours du traitement. Notre dévouement ne saurait être suspecté, il est de tous les instants au service de tous ceux qui souffrent.

Maladies traitées par correspondance et guéries à l'aide des procédés de la Médecine Nouvelle.

ASTHME. — ATAXIE. — ALBUMINURIE. — ANGINE DE POITRINE. — AMYGDALITE. — ANKYLOSES. — ARTHRITES SÈCHES ET DÉFORMANTES. — ARTHRITISME. — AMÉNORRHÉE. — ATROPHIE — ADÉNOME.

BRONCHITE. — BRIGT (mal de). — BLENNORRHÉE. — BEAUTÉ.

CANCER. — CŒUR (ses maladies). — CARCI-

NOME. — CYSTITE. — CONSTIPATION. — CON-
GESTIONS ORGANIQUES. — COXALGIE.

DERMATOSES. — DYSMÉNORRHÉE. — DYS-
PEPSIE. — DIABÈTE.

EMPHYSÈME. — ESTOMAC. — ENTÉRITE. —
ÉPILEPSIE.

FATIGUE GÉNÉRALE. — FOIE. — FIBROMES.

GOUTTE. — GRAVELLE. — GOITRE. — GOI-
TRE EXOPHTALMIQUE. — GASTRITES. — GAS-
TRALGIES.

HEMORROIDES. — HÉMIPLÉGIE. — HYPO-
CONDRIE. — HYSTÉRIE.

INSOMNIE. — ICTÈRE. — INFLUENZA.
JAUNISSE.

LYMPHATISME. — LIPOMES. — LITHIASES.

MAL DE POTT. — MIGRAINES. — MÉNO-
PAUSE. — MÉTRITE. — MALARIA. — MALA-
DIES MENTALES.

NÉVROSES. — NÉVRALGIES. — NÉVRITES.

OTITE CHRONIQUE. — OBÉSITÉ. — OZÈNE.

PHTISIE. — PHLÉBITES. — PARALYSIES. —
PARAPLÉGIE. — PHAGÉDÉNISME. — PROS-
TATITE. — PUNAISIE.

RHUMATISME NOUEUX DÉFORMANT. — RHU-
MATISMES. — RÉTRÉCISSEMENTS. — REIN (ses
maladies).

SCIATIQUE. — SURDITÉ. — SCOLIOSE. —
SARCOME.

TÉTANOS. — TUMEURS. — TUBERCULOSE.

URÉMIE. — URTICAIRE. — ULCÉRATIONS.
— UTÉRUS (ses maladies).

VESSIE (ses maladies). — VÉSANIES.

Traitement spécial entéromyogénique de la CONSTIPATION la plus opiniâtre, même occasionnée par la paralysie intestinale. Guérison assurée en un mois.

Comme on peut s'en rendre compte par la longue énumération qui précède des maladies chroniques traitées par nos procédés, la Médecine Nouvelle a une action sur toutes les dépressions organiques, qu'elle combat victorieusement, à tous les âges.

Et c'est parce que nous opposons aux déchéances organiques, aux affaiblissements vitaux, ce qui est l'essence même de la vie, que nous obtenons des résultats absolus et durables. C'est en rétablissant l'équilibre rompu ou diminué entre les éléments acquis et ceux qui concourent à l'entretien de la vie que nous réussissons.

Nous avons prouvé au cours de cette brochure, par des faits sérieux et contrôlables, que l'action vivifiante de nos agents était en harmonie complète avec l'effort de la nature.

Nous n'employons jamais le moindre médicament pour aider nos applications dans leur œuvre de guérison. Les effets obtenus ne sont donc pas momentanés, mais durables, puisqu'ils sont la conséquence d'un relèvement du dynamisme vital!

Parmi les maladies qui ont le plus pressant besoin de notre intervention, soit directe, soit par correspondance, il est bon de citer de suite : *l'ataxie locomotrice progressive*, *l'atrophie musculaire progressive*, et enfin *la tuberculose*.

Nous ne saurions trop conseiller à nos lecteurs

de ne pas attendre pour traiter ces affections qui progressent de jour en jour, amenant des destructions organiques parfois irréparables, qui laissent, en se cicatrisant même par nos procédés, un déséquilibre forcé.

Nous ne craignons pas de dire que c'est la Médecine Nouvelle qui a offert un secours réel à ces maladies, que nulle méthode jusqu'ici n'a pu soulager autrement que par des palliatifs sans durée.

Si nous obtenons toujours un résultat, mieux vaut qu'il ne soit pas tardif; il en sera plus complet et surtout plus promptement obtenu.

Néanmoins, il ne faut pas hésiter à nous demander des soins même dans les cas extrêmes; la Médecine Nouvelle a prouvé des milliers de fois qu'elle agissait jusqu'à l'extrême limite de la vie en sauvant des malades considérés comme perdus, sans le moindre espoir.

Nous verrons plus loin comment, grâce à l'action du VITALOGÈNE, nous avons obtenu de véritables résurrections dans des cas de mort apparente.

La vie dépend d'une syncope, d'un arrêt momentané du cœur qu'un peu d'aide pourrait remettre en fonction; il ne faut pas perdre cela de vue.

Il y aurait beaucoup d'accidents évités si le vitalisme pénétrait un peu plus dans nos coutumes. Chaque jour nous en fournit des observations nouvelles, qui nous font insister davantage sur ce point!

Le CARBURATEUR est l'agent vivifiant par

excellence. Dans les affres de l'agonie, nous lui avons vu produire de véritables miracles.

Les malades qu'il a arrachés à une mort certaine en ont témoigné dans la *Médecine Nouvelle* où nous avons publié pendant cinq années les cures merveilleuses prises au jour le jour.

Nous pouvons affirmer aujourd'hui qu'il n'y a pas de degré de phtisie pulmonaire où le carburateur ait échoué.

Il suffit de six séances de dix minutes de carburations par jour, pour obtenir de suite un résultat inespéré.

Le malade peut rester couché, si ses forces ne lui permettent pas de quitter le lit; la carburation faite auprès de lui suffit à le ranimer, à le tonifier, à le guérir.

En trois jours la métamorphose est absolument complète, l'appétit renaît, la toux cesse, les sueurs s'arrêtent, le sommeil redevient calme ainsi que la respiration.

Mais ce n'est pas seulement dans la phtisie, c'est dans toutes les affections pulmonaires, que le carburateur peut et doit rendre de semblables services.

Dès la première application, les malades éprouvent un tel soulagement qu'ils redemandent eux-mêmes de nouvelles carburations, afin de respirer à l'aise et de se tonifier de minute en minute.

Il ne peut y avoir le moindre inconvénient à faire de la carburation dans une chambre habitée par plusieurs personnes, même par des enfants.

La carburation est faite de l'essence même de l'oxygène; elle ne peut avoir qu'une influence heureuse et sanitaire sur tous les êtres. Il n'est pas, en hygiène, une application plus salutaire à la vitalité générale, puisqu'elle assure par elle-même la grande fonction de l'hématose, qui est le plus important de toutes celles de l'organisme humain.

Nous pourrions donner à toutes les mères le conseil de faire des carburations le soir dans la chambre de leurs bébés pour assurer aux chers petits une atmosphère saine et réconfortante.

Beaucoup de jeunes femmes ont suivi ce conseil, et aucune d'entre elles n'a eu d'enfant malade, même en temps d'épidémie.

Des appareils employés dans les traitements de la Médecine Nouvelle.

Ils sont de dix-sept sortes, les appareils dont nous nous servons, soit directement, soit par correspondance. Ce sont:

1° *Les carburateurs à action simple et à action double.*

2° Les appareils électrolytiques (des n°s 6 à 60).

3° L'appareil électrogénique.

4° L'appareil myogénique.

5° L'appareil otomyogénique.

6° L'appareil ophtalmomyogénique.

7° L'appareil gastromyogénique.

8° L'appareil entéromyogénique.

9° L'appareil prostatomyogénique.

10° L'appareil uréthromyogénique.

11° L'appareil utéromyogénique.

12° L'appareil arthromyogénique.

13° Le laryngophore.

14° L'électrothermocautère.

15° Les plaques et ceintures dynamodermiques.

16° L'appareil céphalo-vital.

17° Le vitalogène.

Tous ces appareils sont d'un usage commode et surtout facile à comprendre, à appliquer. Ils sont aisément maniables et transportables, même les plus volumineux; tous, sans aucune exception, ne causent aucune douleur lors des applications, ils sont spécialement faits et réglés pour cela.

Traitements dynamodermiques.

La dynamodermie est assez connue pour que nous passions rapidement sur les explications destinées à la louanger.

Elle constitue l'élément le plus puissant du vitalisme humain. Sans à-coups, sans efforts, c'est pendant le sommeil qu'elle produit ses merveilleux effets dynamiques. Son premier devoir est d'amener de suite un sommeil calme et réparateur.

Il n'est pas un malade, si exaspéré soit-il par la douleur, qui ne recouvre de suite le calme complet et le soulagement général auquel il aspire.

Dans tous les cas de névropathie, de névralgie,

d'inflammations douloureuses, comme dans ceux, aussi fréquents, d'apathie, de faiblesse nerveuse ou musculaire ; la dynamodermie triomphe de suite.

Les organes lésés, fatigués, endoloris par des diathèses aux accès et aux crises multiples, recouvrent, en quelques nuits d'applications douces et calmantes, leur énergie perdue et leurs fonctions compromises.

Les plaques dynamodermiques ont été contrefaites et imitées depuis leur avènement ; ne pouvant prendre très exactement leur nom, les copistes et contrefacteurs ont donné une forme à peu près semblable à la plaque dynamodermique ; mais nul n'a pu jusqu'ici donner la valeur curative des plaques dynamodermiques aux pastiches destinés à tromper le public.

Il ne se passe pas de jour sans que nous en ayons de nouvelles preuves. On ne cherche à imiter que les bonnes choses, dit-on ; c'est le cas pour les plaques dynamodermiques !

Les plaques dynamodermiques resteront toujours le meilleur agent de vitalité, de reconstitution et guérison dont la Médecine Nouvelle puisse faire usage contre les débilités et les adynamismes organiques qu'elles sont destinées à combattre, et dont elles triomphent grâce à leur puissante action.

Depuis 1882, les plaques dynamodermiques marchent de succès en succès ; elles obtiennent des résultats à tous les âges ; et ce sont les vieillards surtout qui ont fait leur réputation, car elles ont prouvé que la vieillesse n'était pas l'unique cause des affaiblissements et des maladies. Remédier aux échanges vitaux, leur assurer un libre cours qui triomphe de toutes les défaillances par la régénération des cellules migratrices, voilà certes le rôle le plus efficace que puisse remplir un agent curatif. Et c'est précisément ce que les plaques dynamodermiques ont accompli depuis le début de leur carrière déjà longue.

Dissipant les congestions, triomphant des paralysies les plus anciennes, ramenant l'équilibre fonctionnel en rétablissant le jeu organique complet, elles ont, depuis quinze ans, des clients âgés aujourd'hui de quatre-vingts, de quatre-vingt-dix ans, et plus, qui lui doivent et ne leur marchandent pas leur entière reconnaissance.

Grâce aux plaques dynamodermiques, on ne peut plus entendre dire qu'il faut subir les misères de l'âge ; car il n'est plus d'état précaire ni goutteux, ni rhumatisant, ni d'adynamisme quelconque dont elles ne puissent triompher en moins d'un mois, dans les plus graves de tous les cas !

Nous avons tenu à rendre cet hommage aux plaques dynamodermiques et à affirmer encore une fois qu'elles constituent une des plus sérieuses ressources du vitalisme humain, auquel nous empruntons chaque jour les trésors de son dynamisme pour guérir et régénérer nos malades.

Applications électrothérapiques faites par les malades eux-mêmes à l'aide de nos appareils.

Depuis l'année 1888, la Médecine Nouvelle construit elle-même ses appareils.

C'est sous nos yeux, d'après nos conseils et sous la surveillance compétente d'un savant ingénieur, que tous les appareils électriques sont construits et réglés dans nos usines et ateliers, puis expérimentés dans nos laboratoires de la rue de Lisbonne.

Nous ne craignons pas de dire que la Médecine Nouvelle est le seul établissement français réunissant toutes les conditions de sécurité. Médecins électriciens, nous ne laissons rien au hasard, et pouvons ainsi répondre de nos actes. Il ne s'est jamais produit ni un accident ni une erreur depuis l'année 1888 que nous agissons ainsi, et nous pouvons ajouter que les insuccès ont été rares, malgré qu'on se soit bien souvent adressé à notre science au dernier moment, c'est-à-dire quand tout espoir semblait définitivement perdu.

Nous avons tenu avant tout à construire des appareils impeccables au point de vue du résultat à obtenir sur les malades.

Nous avons simplifié les modes d'emploi pour faciliter les applications, et nous y sommes parvenus à ce point que l'électrothérapie de la Médecine Nouvelle est un véritable jeu, lorsqu'on reçoit l'appareil muni des indications claires et concises qui l'accompagnent.

Il n'est pas une seule de nos applications qui soit douloureuse. L'électricité curative n'agit bien et sûrement qu'à cette condition.

Si elle donne de la contracture musculaire, elle nuit en exaspérant le système nerveux au lieu de le calmer et de le tonifier. Si l'électricité curative employée contre les tumeurs donne une sensation de brûlure, elle désagrège les couches profondes et produit un déséquilibre toujours fâcheux.

C'est donc bien pénétrés de ces principes que nous réglons, dosons et expérimentons les appareils destinés aux malades.

Les succès qui couronnent nos efforts sont les meilleurs garants de l'exactitude de nos procédés.

Outre que les applications électriques de la Médecine Nouvelle sont agréables, puisqu'elles ne causent jamais la moindre douleur, elles n'occasionnent pas non plus de perte de temps.

Dans les cas les plus sérieux, il suffit de dix ou quinze minutes d'application électrique matin et soir au lever et au coucher, et cela pendant six semaines au plus, pour obtenir un résultat absolument radical et complet, dans la plupart des affections chroniques traitées.

La multiplicité des affections nous a forcés à construire un grand nombre de modèles d'appareils.

Chaque organe a pour ainsi dire son type qui lui est propre et auquel nous avons donné le nom approprié à l'usage auquel on le destine.

Dès que nous avons besoin d'un de ces modèles, il ne reste donc plus qu'à le mettre au point pour le cas spécial et pour la personne auquel il devra être envoyé.

L'appareil *myogénique* est destiné à soigner, à tonifier et à rétablir les muscles affaiblis ou envahis par le tissu graisseux.

L'*otomyogénique* s'emploie pour soigner les oreilles.

L'*ophtalmomyogénique*, pour les applications aux paupières.

Le *gastromyogénique*, pour les soins de l'estomac.

L'*entéromyogénique*, pour l'intestin et le foie.

L'*arthromyogénique*, pour les articulations.

Le *prostatomyogénique* pour les soins de la prostate et de la vessie.

L'*uréthromyogénique*, pour les affections des voies urinaires.

L'*utéromyogénique* s'emploie pour les maladies de la matrice.

L'*électrogénique* est un appareil mixte qui sert dans les cas chroniques indéterminés tels que affaiblissements musculaires dus à un traumatisme, à une coupure, à une luxation dont ils sont parfois la convalescence obligée.

Ce dernier appareil est donc réglé d'une façon toute spéciale pour n'être employé que sur des affaiblissements musculaires sans lésion actuelle. Il s'emploie pour hâter la convalescence et exciter les muscles anémiés ou atrophiés par le repos forcé dans lequel on a dû fatalement les laisser pendant la guérison d'une blessure ou d'une luxation.

Quant aux autres appareils, ils sont soumis au réglage d'après les diagnostics que nous avons établis après lecture des lettres de nos correspondants. L'âge, la durée et la violence de l'affection sont des indices précieux pour nous indiquer comment nous devons établir et l'intensité et la durée des soins.

C'est pour toutes ces raisons que seul, l'appareil *électrogénique* peut être employé indifféremment par plusieurs personnes, mais qu'il est prudent de nous adresser les autres appareils afin qu'ils soient modifiés suivant l'usage auquel on pourrait les destiner s'ils devaient changer de propriétaire et d'emploi.

Ces petites modifications, que nous faisons toujours complaisamment quand il n'y a rien à changer aux organes de l'appareil, sont du reste peu coûteuses et suffisent à assurer un succès qui pourrait être compromis si l'on agissait autrement.

Appareils électrolytiques.

Les appareils électrolytiques s'emploient dans le traitement des tumeurs fibreuses. Nous avons dit au cours de cette brochure comment l'électrolysation par notre méthode et à l'aide de nos appareils obtenait *instantanément* la disparition de tous les phénomènes et symptômes douloureux dus aux congestions que produisent le volume et le poids des tumeurs fibreuses et fibromes au sein des organes où ils végètent.

Nous avons aussi expliqué que notre procédé, contrairement à tous ceux employés par les *spécialistes* de l'électrolysation des tumeurs, n'occasionnerait jamais la moindre douleur ni la plus légère brûlure. C'est, du reste, ce qui différencie la Médecine Nouvelle de toutes les autres méthodes : traiter et guérir *sans faire souffrir !*

L'électrolyse compte à elle seule vingt-huit appareils spéciaux variant comme potentiel et comme intensité, pour le traitement des différentes tumeurs : adénomes des seins, des muscles ; fibromes utérins et extra-utérins, fibro-myomes, sarcomes, carcinomes, etc.

L'électrolyse spéciale des affections carcinomateuses externes ou internes, cancroïdes de la face, cancer de l'estomac, etc., forme encore une catégorie qui comprend une série de vingt-cinq appareils, classés par intensités.

L'électrolysation épilatoire comprend un seul et même appareil pourvu d'électrodes spéciales.

Disons encore un mot des appareils destinés au rayonnement lumineux pour traiter les affections du larynx et les inflammations chroniques de la gorge :

Le *laryngophore*, si précieux et d'un usage facile, a rendu les plus grands services dans les cas d'œdème grave dont la prolongation eût pu devenir mortelle.

Et pour les médecins toujours appelés à donner des soins immédiats dans des cas urgents et qui manquent le plus souvent d'armes défensives contre les attaques inopinées des congestions de la

gorge et plus spécialement des amygdales chez
les enfants, c'est le secours le plus puissant.

L'*électrothermocautère*. En quelques secondes,
les amygdales les plus hypertrophiées sont guéries
radicalement et pour toujours, soustrayant les
chers petits êtres non seulement à des malaises
perpétuels, mais encore au redoutable danger de
l'asphyxie.

Nous avons tenu à donner cet aperçu de nos
appareils pour que nos lecteurs puissent se rendre
compte de leur mutiplicité et de la difficulté
qu'il y a, pour quiconque n'est pas organisé
comme la Médecine Nouvelle, à employer l'électro
et la métallothérapie.

Il nous reste encore à dire quelques mots concernant le *vitalogène*.

Cet appareil, que nous avons longuement étudié
et dont l'action, basée sur le vitalisme, a fait l'objet
de plus de dix années de travail, nous y avons
songé en débutant dans cette merveilleuse méthode
vitaliste à laquelle nous nous sommes consacré
avec tout le dévouement dont nous étions susceptible. Si le vitalogène n'est connu du public que
depuis peu par suite des indiscrétions forcées de
la presse médicale électrothérapique, nous en
observons les résultats depuis plus de neuf années.

Chaque modification a coûté un effort et un
sacrifice. Nous voulions produire avant tout un
appareil populaire. La vie de tous pèse d'un poids
égal dans la balance de l'humanité, et il n'eût pas
été juste que les uns pussent se sauver, tandis

que les autres en seraient privés faute des moyens nécessaires à son acquisition.

Nous n'avons donc pas voulu livrer notre innovation avant l'accomplissement formel de ce desideratum.

Aujourd'hui, c'est chose faite: le vitalogène, bien que formé de substances coûteuses et d'un prix de revient très élevé, sera mis à la portée de tous au prix de 5 francs.

Cet appareil, dont nous avons donné la description dans la Médecine Nouvelle, est soumis aux trois influences spéciales composant le dynamisme vital humain.

Placé sur un trajet artériel, il ramène immédiatement la vie chez les défaillants par évanouissement ou par syncope.

Il triomphe donc en quelques instants des cas de mort apparente et est susceptible de retenir la vie pendant plusieurs heures, en attendant des secours plus complets.

Il fait absolument disparaître les congestions cérébrales imminentes ou instantanément produites.

Il est le compagnon des convalescents des affaiblis, et des vieillards, dont il préserve les jours en cas d'attaque congestive ou d'accès syncopal.

Le vitalogène, à condition d'être constamment maintenu dans son écrin et de n'en sortir que pour être appliqué, a une durée d'action d'une année au moins. Il peut servir à tout le monde, sans distinction d'âge ni de sexe. Le mode d'emploi qui l'accompagne est le guide le plus sûr de son usage.

Il ne saurait désormais être prudent d'élever des enfants sans avoir ce petit appareil sous la main, prêt à toute éventualité.

Appliqué pendant quelques minutes entre les épaules du bébé, il lui procurera un sommeil bienfaisant et calmera sa souffrance et son cri.

En un mot, le vitalogène est le remède le plus fidèle et le plus sûr contre toutes les défaillances, contre tous les états spontanés qui peuvent mettre la vie humaine en danger.

Il constitue le dynamisme vital dans toute sa puissance, il est l'essence même de notre méthode, puisqu'il rend instantanément l'intégralité vitale fonctionnelle en faisant appel au dynamisme général qu'il remet en marche dès la première minute de son application sur un trajet artériel quelconque : soit sur le poignet, soit sur la tempe, la capsule centrale touchant le trajet artériel où se manifeste le battement de l'artère.

Prêt à toute éventualité, chacun doit posséder le vitalogène quand il a chez lui des enfants, des malades ou des vieillards.

Ce sont surtout les habitants des pays où se produisent fréquemment les brusques variations de température qui auront un besoin constant du vitalogène contre les congestions si répandues dans ces cas et surtout contre les paralysies *a frigore* si nombreuses et si graves dans leurs effets.

Prix et conditions du traitement par la méthode de la Médecine Nouvelle.

Nous avons, au cours de cette brochure, parlé souvent des avantages offerts à tous les malades pour le traitement des affections chroniques par notre méthode.

Et, en effet, si nous admettons que le prix des traitements scolastiques qui n'aboutissent à rien de bon dans les cas chroniques sont sans cesse renouvelés comme dépense, il s'ensuit pour nos soins une véritable économie.

Les malades savent de suite à quoi s'en tenir au point de vue de la dépense.

Il n'est pas une maladie, si terrible soit-elle dans ses crises, qui exige une mise de fonds supérieure à 300 francs.

Et, moyennant cette somme, il n'y a plus ni visites ni consultations médicales à payer.

Nous restons en correspondance avec nos malades jusqu'à guérison complète.

Pour prendre un exemple frappant. Un phtisique peut se guérir en six semaines avec un carburateur de 125 francs.

Du moment où il a commencé son traitement, il ne lui faut pas le moindre médicament; le carburateur amènera le jour même du début du traitement une amélioration notable qui augmentera de jour en jour.

Si l'on comptait le prix des médicaments ordonnés et les visites du médecin qui n'a pas enrayé le mal une seconde, on doublerait cette somme en un mois. Mais pour cent-vingt-cinq francs, le malade aura une guérison radicale et surtout durable.

Une tumeur fibreuse demandera un appareil de 200 francs, mais ce sera tout ; car cet appareil amènera la guérison ; en six semaines, la tumeur aura disparu sans qu'il soit besoin de médecins ni de médicaments.

Si la malade devait se faire opérer, il faudrait, en plus de l'aléa, du danger couru et de la longue convalescence, compter sur 1,000 francs d'opération au bas mot. Pour 200 francs, la cure est radicale, et c'est toute la dépense exigée.

L'asthme le plus rebelle exigera au plus huit plaques dynamodermiques, soit un traitement de 80 francs ; en admettant qu'on fasse deux mois de traitement, cela augmentera de 32 francs, et la guérison sera complète.

Si l'on comptait les drogues et les visites du médecin, on arriverait à décupler le chiffre en un an, pour recommencer encore et toujours !

Nos prix sont abordables et à la portée de tous, car nous faisons toujours le possible pour aider nos clients, quand leur situation de fortune ne leur permet pas des dépenses immédiates. Nous acceptons même parfois des règlements. Tout cela est affaire d'administration, et la Société électrogénique est large et surtout obligeante avec ceux qui ont recours à elle.

Il est cependant un point sur lequel nous devons insister, c'est celui de la reprise des appareils. Tout le monde comprendra qu'il nous est impossible de reprendre les appareils fournis. Quand un malade s'est servi d'un appareil, il est impossible qu'on puisse le donner à une personne inconnue, qui ne l'accepterait certainement pas.

Et puis l'appareil qui vous a guéri n'est-il pas un vieil ami qu'on regarde toujours avec plaisir ?

Les conditions de traitement se bornent donc à l'achat des plaques dynamodermiques et de tous les appareils nécessités par les soins.

Nous l'avons dit, le traitement, quel qu'il soit, est d'un prix abordable.

Dès que nous avons pris connaissance de l'état du malade, soit par correspondance, soit à notre cabinet, nous indiquons de suite le traitement lui convenant avec le prix des appareils nécessaires.

Le malade fait la demande des appareils à l'administrateur de la Médecine Nouvelle qui s'adresse lui-même à nous, pour que les appareils demandés soient réglés et mis au point pour le client.

Le jour même, l'expédition est faite, le mode d'emploi accompagne le traitement, et, à dater de cet instant, nous sommes à la disposition de notre client ou correspondant, pour tous les renseignements dont il peut avoir besoin. Nous suivons la marche de la guérison sans qu'il soit jamais redû la moindre chose pour nos conseil verbaux ou écrits.

Notre intérêt se confond alors avec celui du malade; plus vite il sera guéri, et moins nous aurons de correspondance à lui adresser ; et plus vite aussi il nous enverra à son tour, d'autres malades.

Malgré notre désir d'aller vite en besogne, il ne faut pas perdre de vue que certaines affections, promptement soulagées par notre méthode, ont parfois besoin d'une prolongation de soins. Cela dépend quelquefois même de la saison au cours de laquelle ces soins sont donnés.

Il nous arrive donc, malgré les bonnes nouvelles reçues, de conseiller la continuation du traitement pendant un certain temps. L'expérience est notre seul guide en cette occurrence, et nous prions nos clients de croire qu'il ne s'agit là que de leur propre intérêt.

Dans les cas extrêmement graves et offrant des doutes sérieux sur le diagnostic, nous serons à la disposition des malades de province pour nous rendre auprès d'eux.

Nous acceptons très volontiers la consultation en présence du médecin de la famille dont nous nous faisons un devoir d'écouter les explications afin de profiter de sa connaissance du malade soumis à nos soins.

Mais il est une compromission que nous n'acceptons jamais, c'est celle du traitement double. Dès qu'on a bien voulu se soumettre à nos soins, il faut cesser toute médication autre que celle de nos appareils. Sans quoi notre responsabilité serait absolument à l'abri de tout reproche s'il survenait une complication quelconque retardant ou empêchant la guérison.

Nous avons eu un cas semblable ; une dame fit pendant deux mois usage de notre traitement *sans aucun résultat*. Ses lettres ne cessaient toutes les semaines de mentionner ses plaintes. De guerre lasse, n'ayant jamais obtenu semblable insuccès pour cette affection si aisément curable par nos moyens, nous fîmes le voyage, et, arrivé près de notre cliente, il nous fut aisé de constater, puis de lui en faire faire l'aveu, que cette dame prenait très régulièrement 12 centigrammes de morphine en injections sous-cutanées quotidiennes.

Nous avons eu le bonheur de la guérir de sa morphinomanie, et son affection a cédé.

Il est compréhensible que, dans ces conditions, nous puissions échouer, que le médicament soit un opiacé ou un altérant quelconque.

L'important est donc, pour l'obtention de la cure, que nous soyons seul juge du traitement et de l'hygiène générale.

Nos conseils ne manquent pas, et nous ne faisons jamais attendre les réponses qu'on nous demande.

Pour éviter les erreurs de lecture, nos lettres sont imprimées à la machine à écrire et signées de notre main.

Les réponses urgentes sont faites télégraphiquement, selon les cas.

Le Vitalogène.

Ce petit appareil, qui répond à un besoin bien urgent pour les adeptes et partisans de la Médecine

Nouvelle, ne peut être considéré, pour les grandes personnes, comme un traitement curatif.

Nous avons voulu tout simplement, en le construisant, donner à tous la possibilité de parer de suite à une éventualité quelconque en donnant tout ce que notre méthode a de puissance vitale comme action directe sur l'être humain, à l'instant où se produit une défaillance de la vie.

Le vitalogène fait à lui seul tout ce que nous ferions, étant présents et munis de tous nos appareils, pour sauver la vie à un moribond et le tirer d'un état torpide quelconque.

Nous étions sans cesse questionné sur cette éventualité du secours pressant:

— Que faire en cas de danger, nous qui ne croyons qu'à la Médecine Nouvelle?

Eh bien, le vitalogène répond essentiellement à ce désir. Appliqué sur la tempe d'un agonisant même, il lui rendra assez de vitalité pour qu'il puisse attendre un secours. Appliqué sur celle d'une personne atteinte de syncope, foudroyée par une congestion quelconque, le vitalogène dissipera le malaise en quelques minutes et ramènera le cours des fonctions vitales.

Le vitalogène est l'essence même du dynamisme organique; il apporte à l'économie l'appoint d'activité nécessaire à la détente du ressort, si nous pouvons exprimer ainsi le mouvement fonctionnel général.

Nous avons observé maintes fois, au cours de nos expériences, le phénomène de suractivité vitale obtenu par l'application du petit appareil sur un

malade ou sur un accidenté de la congestion ou
de la syncope.

Ce sont surtout les vieillards, les faibles, les convalescents et les pléthoriques qui devront avoir
sous la main l'appareil si précieux pour lutter
contre les défaillances en général.

Les femmes enceintes trouveront aussi un secours immédiat contre les états spéciaux que la
gestation peut provoquer : nausées, défaillances,
syncopes, etc.

Les habitants des pays exposés aux brusques
changements de température se trouveront bien
des applications du vitalogène qui, au premier
frisson, rétablira l'équilibre en favorisant les
réactions.

Les enfants du premier âge, de un jour à deux
et même trois et quatre ans, seront absolument
préservés de toute stase et de tout arrêt des circulations sanguine et lymphatique, grâce aux
applications du vitalogène.

La paralysie infantile, les contractures, les con-
vulsions et toute la cohorte des accès nerveux produits par des poussées congestives ou inflamma-
toires seront immédiatement jugulées par l'emploi
du précieux appareil pendant quelques minutes.

Le vitalogène est un appareil excessivement
sensible; mais nous avons réussi à le protéger en
l'enfermant dans un écrin spécial où on devra avoir
soin de le replacer dès qu'on s'en sera servi.

On peut employer le même appareil pour plusieurs personnes simultanément en ayant soin de
l'essuyer et de le tenir très proprement.

Sa durée est d'au moins une année, même en s'en servant tous les jours.

Son prix unique est de 5 francs à la Médecine Nouvelle, 19, rue de Lisbonne. Chaque appareil est expédié sous double boîte, et contient un mode d'emploi avec indications pour les différents cas où son application est nécessaire.

Mais, nous le répétons encore, le vitalogène ne peut être considéré que comme un secours momentané, permettant l'arrivée des secours de la Médecine Nouvelle. Il ne serait pas toujours prudent de se borner à vaincre une crise ou un accès graves par son application, sans porter remède à l'état général à l'aide d'un traitement. Si l'action immédiate du vitalogène est héroïque, si elle ramène momentanément la vie, ce n'est que par une suractivité organique qui peut ne pas continuer et pour le maintien de laquelle il faut absolument des soins spéciaux et prolongés, que seule la Médecine Nouvelle a mission et pouvoir de prodiguer.

Nous n'avons pu dans cet exposé général de nos théories, que donner un faible aperçu de nos idées.

Il était difficile et long surtout, de faire une étude complète. Ce sont les grandes lignes qu'il fallait traiter, afin de différencier notre méthode et d'établir sa base. En résumé, nous pouvons déjà compter sur ce résultat que chacun a compris : c'est que la Médecine Nouvelle s'attache surtout à traiter les causalités sans s'inquiéter de la symptomatologie, sauf pour s'éclairer sur le diagnostic. Elle remédie surtout à l'essence vitale, pensant avec raison que la résistance humaine est la seule loi qui puisse assurer le triomphe des efforts d'une thérapeutique quelconque. Si la nature succombe dans son œuvre de réparation, l'échec est dû à la résistance de l'être qui lui fait défaut. Sans quoi il n'est pas de raison pour que l'œuvre puissante de réparation naturelle ne s'accomplisse pas.

C'est aux penseurs et aux philosophes que nous adressons, plus encore qu'au médecin physiologiste, la question que leur jugement résoudra sans peine.

Dr E. DUMAS.

ÉPILOGUE

ADMINISTRATION
ET INDICATIONS GÉNÉRALES

Les consultations ont lieu tous les jours non
fériés au siège de la Médecine Nouvelle, 19, rue de
Lisbonne, à Paris, de 10 heures du matin à
5 heures après midi.

Les traitements, applications et soins de toute
nature ont lieu aux mêmes heures ; chaque malade
est libre de choisir l'heure qui lui convient. Les
malades ont toujours le même médecin pendant
toute la durée de leur traitement, s'ils le désirent.

*Les consultations de M. le docteur Dumas ont
lieu de 10 heures à midi et de 2 à 5 heures du soir.*

Les consultations par correspondance sont données par M. le docteur Dumas lui-même. Le maître
répond à toutes les lettres et les signe de sa main.

Les réponses se font toujours par retour du
courrier ou télégraphiquement, selon les cas.

Les consultations verbales ou par correspondance sont absolument gratuites.

Toutes les demandes de plaques dynamodermiques et d'appareils, ainsi que tous les envois d'argent et questions administratives doivent être adressés à M. Legras, administrateur de la Médecine Nouvelle :

19, rue de Lisbonne, à Paris.

Le journal *La Médecine Nouvelle* (14° année) paraît toutes les semaines, le samedi. Prix de l'abonnement, 5 fr. par an. Adresser les demandes d'abonnement dans tous les bureaux de poste ou au siège de la Médecine Nouvelle :

19, rue de Lisbonne, à Paris.

L'Administrateur-Délégué,

LEGRAS.

LE VITALOGÈNE

AU POINT DE VUE DE LA DISTRIBUTION
DES ÉLÉMENTS MAGNÉTIQUES

———

L'étude des phénomènes bio-magnétiques, d'après la méthode du Dr Dumas, est peut-être la plus intéressante et la plus fertile en résultats qu'il nous soit possible de trouver. En effet, il nous est donné de suivre pas à pas la théorie au moyen d'épreuves graphiques absolument indépendantes de telle ou telle hypothèse, ce qui permet de soutenir et de diriger l'investigation méthodique à coup sûr, sans aucune cause d'erreur. La forme définitive donnée à notre appareil est le résultat d'une série d'études sur les filets solénoïdaux et sur les courbes d'aimantation, dont tous les résultats ont été vérifiés par la méthode photographique. Nous reproduisons ici quelques échantillons simples de photographies donnant la forme du champ magnétique, et qui ne peuvent manquer d'intéresser le lecteur. Pour amener à bien l'œuvre du maître, il lui a fallu recueillir un nombre énorme de documents de cette sorte. Nous les avons soigneusement conservés, et ils constituent une collection scientifique d'une valeur inestimable.

La base de la méthode est celle-ci : tout élément anatomique *en mouvement*, soumis à l'action du vitalogène, et se déplaçant en coupant une surface de niveau, est le siège d'une transformation très active d'énergie inutile en énergie vitale utilisable par l'organisme.

L'objectif pour nous est donc de créer dans le milieu soumis à l'action de notre appareil une série de surfaces de niveau coupant un peu en deçà de la partie malade, ou du centre quel qu'il soit sur lequel nous voulons agir, les réseaux sanguins ou lymphatiques où règne la circulation cellulaire la plus vive. Dans le cas d'une action unipolaire, les surfaces de niveau étant concentriques au pôle se trouvent à une faible profondeur parallèles à la surface cutanée. Dès lors la molécule vivante ne coupe plus les surfaces de niveau. Elle glisse en quelque sorte sur elles. L'action thérapeutique est nulle. C'est le cas des aimants ordinaires, complètement inapplicables et d'ailleurs totalement inappliqués.

Il en est souvent de même dans le cas des applications bipolaires. La forme du champ doit être convenablement étudiée. Sans insister plus longtemps sur ce sujet, nous allons commencer l'étude graphique de notre appareil par quelques considérations sur la distribution dans un élément isolé.

Et d'abord quelques mots sur la formation des filets solénoïdaux. Lorsque dans le voisinage d'un centre magnétique l'on place une particule d'un corps quelconque, elle prend une polarité et tend à se diriger toujours suivant la direction de la ligne de force qui passe par sa position, si elle est mobile dans un plan, ou d'une façon générale dans le plan déterminé par deux tangentes à deux lignes de force passant par ce point

Si nous imaginons une série de particules magnétiques placées bout à bout de telle sorte que le pôle + de l'une coïncide avec le pôle — de la suivante, l'espèce de chaîne ainsi formée, appelée filet solénoïdal, s'infléchit de telle sorte qu'elle coïncide d'un bout à l'autre avec la ligne de force.

Dans le cas particulier du fer ou de toute autre substance opaque, il est donc très facile de reproduire pratiquement, et d'enregistrer par les procédés photographiques ordinaires, la structure intime du champ magnétique. Ayant ainsi les lignes de force, on trace facilement les lignes de niveau, qui sont en tous points normales aux lignes de force. C'est ce que nous avons fait dans les photographies ci-jointes.

L'une d'elles (fig. 1) représente l'action superficielle du vitalogène, par la disposition des lignes dans le plan même de l'appareil. L'autre (fig. 2), plus difficile à réussir, montre nettement l'action profonde du champ magnétique. Elle est prise dans un plan perpendiculaire au plan médian du vitalogène. Pour avoir une idée complète de la distribution des forces dans l'espace, il faudrait faire passer sous les yeux du lecteur les photographies prises dans différents plans variant suivant leur orien-

tation et suivant leur position relative au plan
du vitalogène, ce qui nous entraînerait trop
loin.

Quoi qu'il en soit, les principaux points à retenir
sont ceux-ci. L'action du vitalogène est une action moléculaire. Elle s'exerce sur la cellule
vivante en mouvement. Elle ne tient aucun

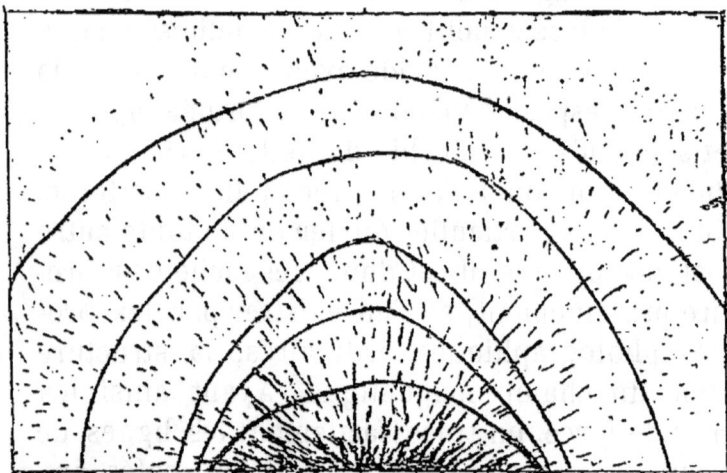

Fig. 1

compte de la résistance spécifique des tissus,
comme dans le cas de l'électrisation directe. Elle
se produit en profondeur, et va réagir sur la matière organisée là où il serait impossible de l'atteindre par d'autres procédés sans nuire à l'équilibre général des fonctions.

C'est ainsi que l'on peut employer le vitalogène
dans le cas des affections médullaires. On a grand
intérêt dans cette circonstance à recourir à la
transformation magnéto-vitale, parce que, si l'on

s'adresse au courant électrique continu, la substance osseuse lui oppose une barrière que l'on ne
franchit qu'aux prix de courants intenses, et en
produisant l'électrolyse et par suite la cautérisa-
tion sur les surfaces où l'on applique les électrodes, ce qui est parfaitement inutile dans la
plupart des cas, et le reste du temps nuisible.

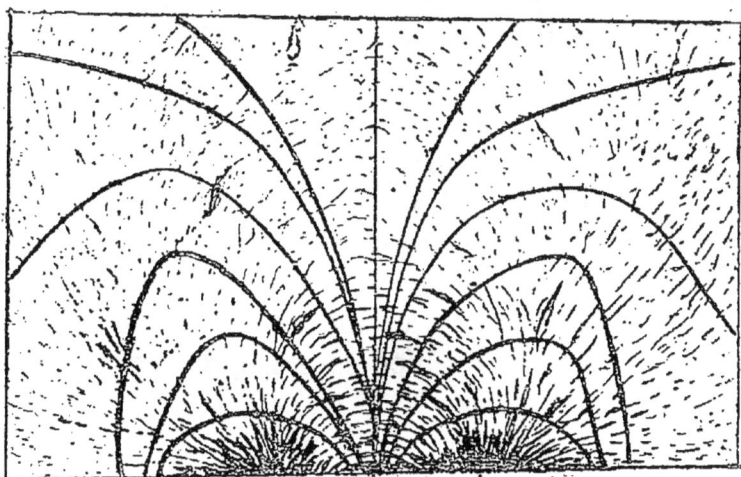

Fig. 2

Les courants faradiques sont beaucoup plus
souvent employés à cause de leur pénétration
plus grande, mais le phénomène est toujours
compliqué de contractures superficielles et surtout de reflexes plus ou moins violents.

Les phénomènes annexes dont nous venons de
mentionner l'existence sont dus à l'inégale péné-
trabilité des tissus par l'influx électrique. Pour le
vitalogène, son action est imperturbablement la
même, soit qu'elle se produise à travers des tis-

sus adipeux, des tissus musculaires ou nerveux,
ou même des tissus osseux. Il nous est très facile
de reconnaître la vérité de ce fait en prenant la
photographie du champ du vitalogène à une distance fixe, 10 centimètres par exemple, et en reprenant la même photographie après avoir inter-
posé une masse de muscles et d'os, la main, par
exemple, entre la surface sensible et l'agent exci-
tateur, c'est-à-dire le vitalogène. L'expérience est
tout à fait concluante.

Sans vouloir nous égarer dans des détails par
trop techniques et qui pourraient paraître oiseux,
je voudrais faire comprendre au lecteur toute la
portée philosophique et scientifique de la grande
découverte du Dr Dumas, en me servant de com-
paraisons empruntées au monde physique déjà
connu, sinon toujours bien compris, de la plupart
des lecteurs.

Cela nous permettra d'ailleurs de dire un mot
sur la méthode extrêmement ingénieuse que le
Dr Dumas a adoptée pour la vérification et la mesure de l'intensité d'action du vitalogène.

Lorsqu'un fil conducteur *en mouvement* est
soumis à l'action d'un champ magnétique, il s'y
produit généralement un courant. Il en est de
même si, le conducteur restant fixe, c'est le
champ que l'on vient à déplacer. Le champ magnétique nous apparaît donc comme un agent de
transformation d'énergie. Mais ce qu'il ne faut
pas perdre de vue, c'est ce qui a été mainte et
mainte fois répété dans *la Médecine Nouvelle*, à
savoir qu'aucune transformation d'énergie ne se

produit sans donner lieu simultanément à des formes d'énergie les plus variées.

Prenons des exemples parmi les faits les plus connus, les plus vulgaires. Le déplacement de l'induit d'une machine dynamo-électrique produit le courant électrique nécessaire à l'éclairage de nos rues et de nos habitations. Il y a ici à la fois courant électrique, chaleur, lumière. Si vous touchez les pôles électriques d'un circuit d'éclairage, vous ressentez une secousse plus ou moins violente. Donc transformation en énergie vitale. Si vous prenez le courant dans un fil de platine plus ou moins résistant, il peut rougir, fondre, ou se volatiliser suivant les cas. Donc production de chaleur. Enfin l'on peut brancher sur les deux mêmes pôles un moteur électrique, donc il y a transformation inverse d'énergie électrique en énergie cynétique.

Or ce qui se produit en bloc dans ces phénomènes divers se reproduit en détail dans chacun d'eux, et le rôle du savant est de savoir faire dominer l'une des formes de l'énergie produite aux dépens des autres, l'énergie totale étant invariablement la même.

Lorsqu'un corps quelconque dans sa forme et dans sa nature se déplace dans un champ magnétique, il s'y produit instantanément de l'énergie sous toutes ses formes. C'est ainsi qu'en faisant tourner un bloc de cuivre entre les pôles d'un électro-aimant, sans y toucher en quoi que ce soit, on amène ce cuivre à la température du rouge visible. On arrive même à le fondre en poussant plus loin. Pourtant les pôles de l'aimant restent absolument froids, ainsi que toutes les pièces au repos. Il n'y a que la pièce *en mouvement* qui chauffe.

Si nous remplaçons la molécule inerte par une particule organisée, c'est de l'énergie vitale qui se produit, manifestée par des variations concordantes du potentiel au point considéré. Seulement, comme la loi de l'équilibre organique est invariable, la molécule ainsi surchargée partage avec les cellules voisines l'excédent de son énergie qui se dépense plus tard sous forme d'énergie calorifique, d'énergie mécanique, ou d'énergie chimique. En somme, nous avons augmenté la *résistance vitale* en favorisant, en forçant les *échanges*. Remarquons ici que l'action d'augmenter le potentiel ne correspond pas forcément à celle d'activer le mouvement apparent, par exemple la circulation. Un exemple tout de suite : en augmentant la tension des vaso-constricteurs, nous resserrerons le réseau artériel, et l'effet sera un ralentissement notable dans la circulation. Il y a donc lieu à des manifestations variables de l'effet physiologique suivant les points où le vitalogène est appliqué, et suivant les conditions de l'application.

Qu'il me soit permis en terminant de faire une comparaison assez triviale mais juste à coup sûr. L'organisme humain est semblable à une éponge imbibée d'eau. Le plus ou moins d'eau dont elle est humectée correspond au plus ou moins d'énergie vitale. La porosité naturelle de l'éponge fait

19

que l'eau se répand partout également. De même pour le potentiel de l'être normal.

Il peut se faire qu'à un moment donné l'éponge soit plus ou moins chargée d'eau en certains points. Alors l'équilibre se rompt et la nature tend à le rétablir lentement. Mais il est possible d'y arriver artificiellement beaucoup plus vite, c'est-à-dire d'aider la nature d'un vigoureux coup d'épaule. Prenons la comparaison avec une dépression organique. En pinçant fortement l'éponge en un point donné, nous amenons la formation d'une plage de sécheresse. Si nous dépassons les limites, l'eau peut se répandre au dehors, d'où baisse de potentiel très difficile à réparer, et nuisant non seulement à l'endroit atteint, mais à tout le système.

L'action du vitalogène, toujours dans cette comparaison, consiste à déterminer dans le voisinage de la partie atteinte une circulation d'eau énergique, qui favorise le rétablissement rapide de l'équilibre, et vient remettre tout en place. En abandonnant notre malade à lui-même, ou bien la maladie aurait suivi son cours normal, et l'équilibre serait revenu très lentement, ou bien, la perte d'énergie étant trop grande, la dépression se serait généralisée, d'où baisse du potentiel des échanges, diminution de la résistance, appauvrissement de l'être et, comme terme final, dessèchement complet, mort organique.

Cette comparaison est certainement bien loin d'être parfaite. Toute la finesse des détails, toute l'exactitude d'appréciation est inhérente à la théorie même du potentiel. Mais elle servira à ceux qui, n'ayant pas l'esprit tourné vers les notions abstraites, auraient pu se trouver embarrassés ou n'auraient pas saisi entièrement l'ingéniosité et l'ampleur d'idées qui caractérisent d'un bout à l'autre la méthode du maître.

Un dernier mot sur la mesure de l'action à distance. Nous avons fait construire dans nos ateliers un appareil utilisant les phénomènes d'induction, et composé en principe d'une bobine reliée électriquement à un galvanomètre balistique. En laissant tomber verticalement le vitalogène dans le voisinage de cette bobine, on observe au galvanomètre une déviation plus ou moins grande suivant l'intensité du champ.

Cet appareil permet de montrer l'action à des distances relativement considérables. C'est ainsi que nous avons une déviation sensible, par suite une action curative utile à une profondeur de plus de 60 centimètres. On voit d'après ce chiffre que l'action profonde est la dominante caractéristique du vitalogène en tant qu'action cellulaire sur des organismes en mouvement.

Dr A.-J. VERNOY.

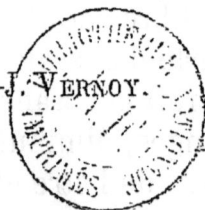

FIN

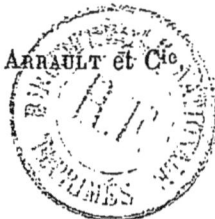

4-6. 6. — Tours, imprimerie E. ARRAULT et Cⁱᵉ